DES VARIATIONS DE POIDS

DANS LA

Tuberculose pulmonaire chronique

PAR LE

Dr HENRY DARMEZIN

Ancien externe des hôpitaux

LYON
ASSOCIATION TYPOGRAPHIQUE
Rue de la Barre, 12. — F. PLAN, Directeur
—
1901

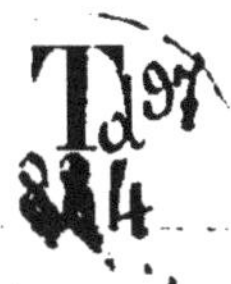

DES VARIATIONS DE POIDS

DANS LA

Tuberculose pulmonaire chronique

PAR LE

Dr HENRY DARMEZIN

Ancien externe des hôpitaux

LYON
ASSOCIATION TYPOGRAPHIQUE
Rue de la Barre, 12.— E. PLAN, Directeur

1901

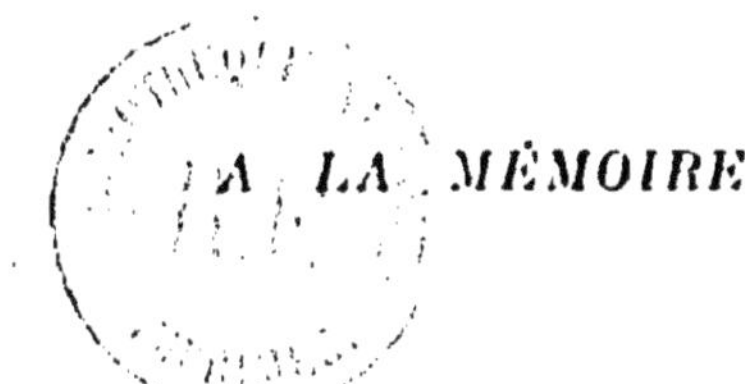

A LA MÉMOIRE

De mon grand-père :

Le Docteur IRÉNÉE GIGNOUX

De mes oncles :

Le Docteur LOUIS GIGNOUX

Médecin des Hôpitaux

Le Docteur GABRIEL GIGNOUX

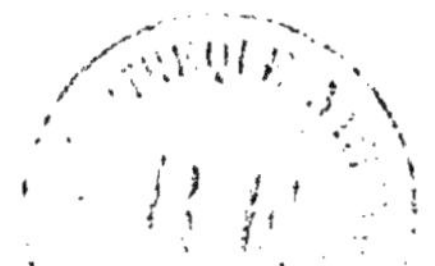

C'est sur les conseils et sous la direction de
M. Mouisset, médecin des hôpitaux, que ce travail a été
effectué. Il a bien voulu nous communiquer plusieurs
des observations qui y figurent et jamais sa bienveil-
lance ne nous a fait défaut, soit qu'il nous ait accueilli
dans ses différents services avec son amabilité accou-
tumée, soit qu'en dehors de l'hôpital nous ayons été à
même d'apprécier son dévouement. Qu'il nous per-
mette de lui adresser ici l'expression de notre profonde
reconnaissance.

Nos autres observations proviennent de sanatoria.
M. Dumarest, médecin directeur du sanatorium
d'Hauteville, nous en a ouvert largement les portes.
Nous lui adressons, ainsi qu'à M. Jonnart, médecin
assistant, nos plus vifs remercîments pour les nombreux documents qu'ils nous ont communiqués.

L'aimable accueil reçu de M. le docteur Meyer, médecin assistant au sanatorium du Mont Blanc, nous a
fait regretter la trop courte durée de notre séjour à
Leysin.

Nous prions nos maîtres des hôpitaux, M. le professeur Maurice Pollosson, MM. les professeurs agrégés
Rochet et Rollet, dont nous avons eu l'honneur d'être
l'externe, de croire à l'excellent souvenir que nous a
laissé notre passage dans leur service.

C'est enfin un pieux hommage à rendre à la mémoire du docteur Colrat, ancien médecin des hôpitaux, dans le service duquel nous avons passé notre premier semestre d'externat, que de rappeler ici tout ce que nous lui devons. Il a été pour nous non seulement un maître apprécié, mais encore véritable ami, dont le souvenir ému et reconnaissant nous accompagnera dans le cours de notre carrière.

M. le professeur Tripier a bien voulu accepter la présidence de notre thèse. Nous l'en remercions bien vivement.

DES

VARIATIONS DE POIDS

DANS LA

Tuberculose pulmonaire chronique

———

INTRODUCTION

———

La cure hygiéno-diététique de la tuberculose est toujours à l'ordre du jour. A la lecture des nombreuses publications, auxquelles elle a donné lieu, il est un fait qui nous a frappé : c'est l'importance que ses promoteurs attachent à l'augmentation de poids acquise par leurs malades. Il nous a paru utile de chercher à en préciser la valeur. Pour cela, la première chose à faire était de fixer exactement les causes de sa contre-partie, c'est-à-dire de l'amaigrissement.

C'est seulement la pathogénie de l'amaigrissement une fois faite que l'on pourra, d'une façon méthodique, lutter contre lui et parallèlement apprécier à sa juste valeur l'augmentation de poids qui sera résultée de cette lutte.

Il paraît banal, en effet, de dire qu'un tuberculeux

a maigri. Mais encore faut-il savoir si tous maigrissent, et, dans le cas où l'amaigrissement existe, comment il s'est produit : s'il n'est pas dû à des causes antérieures à la tuberculose, ou s'il est dû à celle-ci, est-il imputable à l'action directe des toxines sur la nutrition générale de l'organisme ou indirecte par l'intermédiaire des troubles digestifs ou nerveux qui leur sont dûs.

Ce sont ces différentes causes dont nous avons cherché à fixer le rôle respectif.

Inversement nous verrons comment l'augmentation de poids est dûe à la cessation de leur action sous l'influence de la cure hygiéno-diététique.

Nous concluerons enfin en cherchant à préciser quelle est exactement sa valeur, lorsqu'il s'agit d'apprécier les résultats du traitement au point de vue de la marche et de la guérison des lésions pulmonaires.

Notre travail comprendra donc trois parties d'inégale importance. Dans une première, relative à l'amaigrissement, nous étudierons successivement et par ordre d'importance : 1° les troubles digestifs ; 2° l'influence du système nerveux ; 3° le rôle des toxines. Dans la seconde seront indiqués les moyens d'obtenir l'augmentation de poids et dans la troisième sa valeur pronostique propre.

———

Première Partie

AMAIGRISSEMENT.

De tous les signes d'altération de l'état général qui révèlent la tuberculose l'amaigrissement es peut-être le plus constant. Sa fréquence est telle, qu'on peut dire qu'il est presque la règle. Toutefois le moment de son apparition est variable et il peut même faire défaut. Ce sont ces différentes particularités que nous avons à signaler avant d'aborder l'étude proprement dite de ses causes.

Il peut arriver que l'amaigrissement existe chez le malade avant l'apparition de la tuberculose et soit alors dû à une tout autre cause qui, elle, aura favorisé et provoqué l'éclosion de la tuberculose. C'est le cas des observations IV, V, VI, XI, LI, LV, LVI.

Ou bien, tout en étant sous la dépendance du bacille, il peut précéder l'apparition des autres signes. Tel est le cas des observations I, XII, XVI, XLIV, LVIII, LIX. Dans ces cas, c'est au milieu d'un état général languissant depuis un certain temps, de perte des forces et d'appétit, accompagné d'un amaigrissement inexpliqué que la toux vient faire son apparition et révéler la cause jusque-là inconnue de cet état inquiétant.

Plus souvent il apparait au milieu des autres signes d'altération de l'état général qui accompagnent le début de la toux et de l'expectoration. C'est signalé à ce moment qu'on le retrouve dans la majeure partie de nos observations. Voir les n°s II, VII, VIII, IX, XIII, XVII, XX, XXIII, XXIV, XXVII, XXIX, XXV, XXIII, XXVII, XLVII, XLVIII, XLXIX, LVII, LXIII, LXVII, LXVIII, LXIX, LXXI.

D'autres fois il est en retard. On retrouve dans l'histoire des malades des signes non douteux de tuberculose, tels que des bronchites répétées, des pleurésies à longue évolution, des hémoptysies souvent, qui ont précédé de plusieurs mois et parfois de plusieurs années son apparition. Voir les observations X, XXI, XXXVIII, XLV, XLVI, LIV.

Enfin il peut manquer durant tout le cours de l'évolution de la tuberculose. Nous verrons plus loin dans quelles formes on rencontre cette exception à une règle qui, envisagée superficiellement, paraitrait n'en souffrir aucune. Voir les observations XXXIV, XXXIX, XL, XLI, XLII, XLIII, XLV, LXI, LXII, LXVI, LXX.

CHAPITRE PREMIER.

Troubles digestifs.

Mais quel que soit le moment de son apparition, l'amaigrissement est soumis à des causes variées; et au premier rang de celles-ci, il convient, nous l'avons dit, de placer l'action des troubles digestifs.

Nous n'avons pas à refaire ici l'étude des troubles digestifs dans la tuberculose pulmonaire chronique. De plus autorisés que nous s'y sont attachés, et nous n'avons ici l'intention que de rechercher dans les observations réunies quelle a été leur part dans la pathogénie de l'amaigrissement présenté.

Il est un point cependant qui demanderait à être discuté auparavant. Les troubles digestifs sont-ils toujours dus à la tuberculose comme le prétend Marfan ? Ou, suivant l'opinion de Hayem, l'ont-ils le plus souvent précédée de longtemps et ne sont-ils passés inaperçus que parce qu'on ne les a pas recherchés ?

Marfan, dans sa thèse, soutient très nettement

que la tuberculose est leur seule cause : « Le syn-
dromé gastrique initial, dit-il, est l'effet et non la
cause de la tuberculisation. » Et pour réfuter l'opinion
de ceux qui voudraient le mettre sur le compte de
l'alcoolisme, il fait remarquer que le vomissement
pituiteux du matin caractéristique de l'alcoolisme
manque toujours dans la tuberculose. Il ajoute en
outre que le syndrome gastrique est plus fréquent chez
les femmes que chez les hommes, ceux-ci étant cependant plus adonnés à l'alcool que les premières (ces
résultats ne concordent pas avec nos observations où
nous trouvons sensiblement le même nombre de sujets
de l'un ou l'autre sexe : 34 hommes contre 35 femmes).

Gaston Lyon partage l'opinion de Marfan et répète
ses arguments sans en ajouter de nouveaux.

Sans remonter jusqu'à Stoll, Broussais et Beau
pour lesquels les troubles digestifs étaient la cause et
non l'effet de la tuberculose, l'opinion opposée à celle
de Marfan est soutenue à l'heure actuelle par Hayem.
Pour celui-ci, la gastropathie n'a fait que se révéler
à l'occasion de la tuberculose. Elle existait depuis
longtemps déjà et les troubles constatés marquent
simplement une phase d'exacerbation dûe à l'interven-
tion d'un régime mal approprié et surtout de l'usage
de médicaments plus ou moins irritants. Il ajoute
même que la tuberculose pulmonaire au début est de
toutes les maladies graves, celle dont l'influence sur
les phénomènes digestifs est la moins prononcée.

A l'appui de ces idées, dans un travail récent du
laboratoire de M. Letulle, MM. Dluski et Majewicz
font remarquer, en s'appuyant sur les résultats obte-

nus tant à l'hôpital Boucicault que dans les divers
sanatoria « qu'il suffit de soustraire l'estomac aux
« influences de la mauvaise hygiène, de l'abus de l'al-
« cool et des médicaments pour voir l'appétit renaitre
« et ses fonctions tant au point de vue mécanique que
« chimique revenir presque à la normale, fait qui ne
« se produirait pas dans un temps relativement court
« si la tuberculose par elle-même avait l'influence
« décisive qu'on a voulu lui prêter sur l'estomac ».

En faveur de l'opinion de Hayem est ce passage de
Jaccoud : « En ce qui concerne les troubles digestifs
« je puis vous affirmer qu'ils sont relativement très
« rares chez les malades qui vivent à la campagne
« dans l'observation rigoureuse des préceptes hygié-
« niques que j'ai formulés. Ces désordres sont au con-
« traire très fréquents chez les tuberculeux des
« villes ».

Bouchard et Legendre de leur côté sont revenus
en partie aux idées de Beau, ayant rencontré la dilatation très fréquemment chez les phtisiques (dans les
3/4 des cas).

Enfin, il est d'observation banale de voir l'influence de l'alimentation insuffisante sur le développement de la tuberculose se faire sentir particulièrement dans les affections du tube digestif. L'ulcère de
l'estomac, dont le traitement nécessite un régime
débilitant, auquel peuvent se joindre aussi des hémor-
rhagies répétées, ouvre fréquemment la porte à la
tuberculose pulmonnaire, et cela particulièrement
dans le milieu hospitalier où les occasions de contagion sont plus fréquentes.

Le cancer de l'estomac, peut aussi, lorsqu'il est à longue évolution, favoriser l'éclosion de cette affection. (Voir thèse de Pierre.)

Le rétrécissement et surtout le cancer de l'œsophage se terminent le plus souvent par tuberculose pulmonaire. Tellement qu'avant même la découverte du bacille de Koch, la tuberculose était considérée comme leur terme habituel. Elle était le résultat de la consomption.

Quoiqu'il en soit de ces deux opinions opposées et soutenables de part et d'autre, il ressort de l'étude de nos observations qu'elles renferment chacune leur part de vérité et qu'ici, comme ailleurs, il ne faut pas être exclusif. Si, souvent les troubles digestifs existaient avant l'apparition de la tuberculose chez nos malades, plus souvent encore ils ne sont apparus chez eux qu'au milieu du cortège des autres signes. Les observations IV, V, XV, XXV, sont des exemples de cas où les troubles digestifs ont précédé, souvent de longtemps, l'apparition de la tuberculose et où l'on est en droit d'établir entre eux une relation de cause à effet. Ces observations sont celles de malades que nous avons pu interroger nous-mêmes, ce qui nous a permis, par un interrogatoire minutieux, de retrouver dans leur histoire des troubles digestifs qui avaient pu passer inaperçus à un observateur dont l'attention n'était pas spécialement attirée de ce côté. Serait-ce téméraire d'ajouter que ces cas sont plus fréquents qu'il ne paraît et, que leur nombre est en réalité plus grand qu'il n'est admis d'ordinaire. Cela toutefois sans nier les cas où l'interrogatoire le plus serré ne permet pas d'en trouver trace dans l'histoire du malade, et où il faut bien admettre qu'ils sont sous la dépendance de l'infection tuberculeuse.

Quant à leur rôle dans la pathogénie de l'amaigrissement, il ressort avec évidence de la lecture des observations que nous avons pu réunir. Toutes les fois que nous trouvions signalé un amaigrissement notable, nous avons presque toujours retrouvé concomittants des troubles digestifs suffisants pour le justifier. Parallèlement, si certains malades ne présentaient pas l'augmentation de poids habituelle, due au régime du sanatorium, c'est que leurs troubles digestifs persistaient au lieu de s'améliorer et de disparaître comme il est habituel chez les malades soumis à la cure hygiéno-diététique. De même les observations où sont notées les plus grosses augmentations de poids obtenues sont celles où les troubles digestifs sont absents, soit qu'ils n'aient jamais existé, soit qu'ils aient totalement disparu sous l'influence du traitement. Nous avons en outre un certain nombre d'observations où il n'y a pas eu d'amaigrissement antérieur, les troubles digestifs ayant manqué. De plus, deux observations entre autres offrent cette particularité, que nous pourrions qualifier d'exception à la règle, de présenter une augmentation de poids importante, malgré la persistance de troubles digestifs marqués. Il est à noter que dans ces cas l'appétit a toujours persisté, malgré les difficultés de la digestion et c'est probablement à ce fait que tient l'apparente anomalie constatée. Enfin, dans le courant du traitement du sanatorium, on trouve ordinairement l'explication des variations de poids en plus ou en moins constatées d'une pesée à l'autre, dans l'amélioration ou l'exacerbation passagère des troubles digestifs concomitants.

Il semble donc bien légitime de découvrir entre eux une relation de cause à effet nettement établie et dont l'importance prime celle du rôle des toxines, l'action de celles-ci sur la nutrition se faisant sentir d'une manière continue, alors que les variations de poids ne répondent nettement qu'aux variations constatées dans les troubles digestifs. (Voir les observations III, VI, XV, XVIII, XXV, XXVII, LXIII, LXV).

Nous donnons à la suite les observations témoins de ces faits. Mais auparavant, sans refaire l'histoire des troubles digestifs dans la tuberculose, nous croyons utile de dire sous quelles formes cliniques nous les avons vus le plus souvent se présenter.

En première ligne se montre leur symptôme commun : les troubles de l'appétit. Il n'existe, pour ainsi dire, pas d'observation où ils ne soient notés.

Le plus souvent il s'agit de simple inappétence : le malade n'a pas d'entrain à manger, il en arrive à réduire son alimentation en assez forte proportion et, s'il mange encore, ce n'est que par un effort de volonté. Plus rarement il va jusqu'au dégoût complet, à l'anorexie absolue. En général l'appétit est diminué, quelquefois irrégulier et capricieux, d'autres fois le dégoût porte spécialement sur certains aliments, la viande en particulier, ainsi que nous en avons noté plusieurs exemples. Inversement on rencontre des cas où l'appétence se fait sentir par certains mets, les mets épicés, par exemple. Ces faits s'expliquent par la nature des troubles gastriques en cause : atonie et hypochlorhydrie dans les cas en question.

Les formes cliniques, les plus fréquentes des troubles gastriques, sont les suivantes :

1° Hyperchlorhydrie. — Dans cette forme l'alcoolisme joue un rôle capital, un dentition défectueuse peut aussi y avoir le sien. Elle est plus fréquente chez l'homme et dans la population hospitalière. L'hyperchlorhydrie ici ne reste pas pure ; elle aboutit à la gastrite alcoolique.

2° A côté de cette forme on trouve la fausse hyperchlorhydrie des chlorotiques et de certaines anémies. Il s'agit ici d'atonie gastrique avec dilatation et fermentations secondaires donnant lieu à l'hyperacidité. Cette forme est plus fréquente chez les femmes.

3° Enfin l'atonie gastrique ou gastro-intestinale, qui se confond avec la précédente lorsqu'il y a hyperacidité, mais qui le plus souvent ne résulte que de troubles de la motricité. La 3ᵉ forme se confond avec le syndrome initial de Marfan.

Les autres formes se caractérisent par les douleurs et les signes subjectifs qui leur sont propres.

A côté de ces formes, qui sont de beaucoup les plus fréquentes, il faut en signaler deux autres :

1° Le catarrhe gastro-intestinal des alcooliques. Il mérite d'être distingué de la simple gastrite, car la coexistence de la diarrhée augmente considérablement les troubles digestifs et accélère l'amaigrissement.

2° La tuberculose intestinale, qui agit à la fois par les troubles digestifs et par les toxines tuberculeuses proprement dites.

Nous trouvons, en effet, très fréquemment les troubles intestinaux notés au cours de nos observations et il nous semble bien que leur action sur la dénutrition soit une des plus marquée. La diarrhée qui survient chez les tuberculeux ou chez ceux qui vont le devenir a une grande influence sur la nutrition, mais il faut bien se garder de croire qu'elle est toujours liée au bacille ou à ses toxines. Souvent une mauvaise hygiène alimentaire, une thérapeutique intempestive, une dentition défectueuse en sont la cause. Un malade entre à l'hopital avec des signes légers ou même douteux de tuberculose pulmonaire ; des troubles digestifs très accusés et une diarrhée profuse datant de plusieurs semaines, ou même de plusieurs mois, font porter un pronostic grave. Il semble que l'affection pulmonaire va se confirmer et avoir une marche rapide ; on déplore l'impossibilité de faire un traitement diététique ; mais bientôt, sous l'influence du repos et d'une hygiène meilleure, la diarrhée s'arrête, les troubles digestifs s'amendent et le malade se trouve en d'excellentes conditions de traitement ; son poids augmente rapidement d'abord par la suppression des causes de déperdition. (Voir les observations II, VI, X, XII, XXII).

Au cours de ces troubles en rencontre fréquemment ce qu'on a appelé la toux émétisante. Il s'agit bien là d'un trouble gastrique propre à la tuberculose et dont la pathogénie a été nettement fournie par

Marfan. Mais ici encore il semble bien que la dénutrition soit en grande partie dûe à la diminution de
la ration alimentaire, qui en est la conséquence.

I.

*Malades chez lesquels l'amaigrissement ou l'absence
d'augmentation de poids par le traitement doivent
être attribués aux troubles digestifs.*

OBSERVATION I. (Dr Dumarest.)

*Forme fibro-caséeuse bilatérale, superficielle, généralisée.
— Amaigrissement total de 12 kilogr., dont 6 kilogr.
depuis 2 ans, dû à des troubles digestifs qui ont duré
jusqu'à il y a 1 mois, depuis seulement légère reprise de
poids.*

L..., 29 ans, sœur de charité, entrée le 3 juin 1901.
Pas d'antécédents héréditaires. — Poids normal : 59 kilogr. à 19 ans. — Constitution vigoureuse. — Amaigrissement progressif depuis son entrée à l'hospice de la Charité. Il y a 2 ans : 53 kilogr. Depuis ce moment troubles
digestifs : 2 heures après les repas aigreurs, pas de ballonnement, jamais de vraie douleur pendant la digestion. — Un
peu de constipation. — Ces troubles ont persisté plus ou
moins accentués jusqu'à il y a un mois et ce n'est que depuis
ce moment que la malade a commencé à augmenter de
poids. Apparition de la toux en août 1901.
A l'entrée : état général assez bon, appétit médiocre,
digestions pénibles, tendance à la constipation, poids :
47 kilogr. 325.
A droite : obscurité, froissements pleuraux et râles fins
disséminés dans la fosse sus-épineuse.

A gauche : matité au sommet, obscurité, râles fins lointains et foyer de sous-crépitants près de la colonne ; en avant râles sous-crépitants assez nombreux après la toux.

Le 12 juin, 47 kilog. 575.

Le 18 septembre, 47 kilog. 575.

Le 27, l'état général, l'appétit et la digestion sont bons.

A droite : à peu près plus de bruits anormaux même après la toux ; a gauche : mêmes signes.

OBSERVATION II. (Dr Dumarest.)

Forme fibro-caséeuse bilatérale des lobes supérieurs. — Amaigrissement de 7 kilog. en 2 ans attribuable à diarrhée et inappétence. — Cessation depuis l'entrée, reprise de 1 kilog. par semaine.

Ch..., Marie, 31 ans, entrée le 29 août 1901.

Pas d'antécédents héréditaires. — Personnellement : constitution assez vigoureuse, poids normal : 55 kilog. Depuis 5 ans toux par intermittences. Depuis 2 ans augmentation de la toux et de l'expectoration. En même temps perte de l'appétit qui fait réduire l'alimentation de moitié. — Pas de troubles gastriques mais diarrhée : selle immédiatement après chaque repas et 4 ou 5 dans la journée et cela pendant 5 mois. Elle a duré jusqu'à l'entrée pour ne plus revenir. En deux ans le poids passe de 59 à 48 kilog.

A l'entrée : appétit médiocre, diarrhée continuelle, poids 48 kilog. 225.

A gauche : matité au sommet. — Craquements disséminés à l'inspiration et pluie de râles fins après la toux dans la fosse sus-épineuse. — Quelques craquements dans la fosse sous-épineuse.

A droite : quelques râles isolés, inspiratoires mobiles dans la fosse sous-épineuse. — Rien en avant.

Le 18 septembre : 51 kilog. 125. — Depuis l'entrée l'appétit est meilleur, la diarrhée a disparu, augmentation de poids de 3 kilog. malgré des métrorrhagies assez abondantes.

OBSERVATION III. (D' Dumarest.)

Tuberculose fibreuse droite. — Intoxication tuberculineuse. — Température subfébrile. — Troubles digestifs antérieurs à l'apparition de la tuberculose. — Variations de poids parallèles à celles des troubles digestifs.

P..., Jeanne, 18 ans, fleuriste. — Entrée le 23 août 1900, sortie le 8 décembre 1900; séjour de 106 jours.

Pas d'antécédents héréditaires; personnellement anémié à 14 ans avec disparition des règles pendant 4 mois; pas d'amaigrissement ni de toux à cette époque. A 16 ans séjour à l'Hôtel-Dieu dans le service de M. Renaut pour pseudo-chlorose bacillaire; il n'y avait pas d'amaigrissement; rétablissement après 3 mois; il n'y avait alors ni toux ni expectoration.

En décembre dernier troubles gastriques connexes à une grossesse datant de 1 mois. La malade rentre à l'Hôtel-Dieu avec des vomissements incoercibles. Une laryngite s'établit. Accouchement il y a 3 semaines de deux jumeaux à 8 mois. L'état général qui pendant la grossesse avait été médiocre (œdème, laryngite, albumine, anorexie) s'aggrave depuis l'accouchement : la malade maigrit, a des sueurs nocturnes profuses. L'appétit est nul, les digestions lentes et pénibles, la constipation habituelle.

Actuellement : le 23 août, poids : 49 kilog. 960. Etat général médiocre; facies blafard: amaigrissement; toux et expectoration peu abondantes.

A droite : submatité dans la fosse sus-épineuse, obscurité dans toute la moitié supérieure du poumon, exagération des vibrations, pas de bruits surajoutés.

Le 29 août. Nausées et vomissements, un peu de diarrhée. Température 38°.

Le 31 : poids 49 kilog. 030.

Le 3 septembre : les douleurs abdominales qui existaient ces jours derniers ont disparu.

Le 4 septembre quelques crachats muqueux avec stries purulentes. Etat général bon.

Le 7 septembre : poids 50 kilog. 500. A gauche frottement expiratoire sur la ligne axillaire postérieure ; en avant sous la clavicule l'inspiration est rude et un peu bruyante.

Le 15 : poids 51 kilog. 550 ; état général, appétit et digestions bons. Un peu de température vespérale.

Le 21 : 52 kilog. 760 ; appétit médiocre ; digestions bonnes.

Le 28 : 51 kilog. 930.

Le 5 octobre : 51 kilog. 810.

Le 30 octobre : appétit médiocre. Digestions bonnes. Auscultation toujours la même.

Le 9 novembre : 53 kilog. 850.

Le 14 : état général bon ; appétit meilleur ; digestions bonnes ; ni toux ni expétoration.

Le 16 : 53 kilog. 700.

Le 23 : 53 kilog. 600.

Le 26 : nausées ; douleurs abdominales ; température vespérale subfébrile.

Le 29 : 52 kilog. 400.

Le 8 décembre : il y a des troubles digestifs et la malade est sensiblement moins bien qu'il a quelques jours. Renvoi disciplinaire.

OBSERVATION IV. (Dr Dumarest.)

Sclérose disséminée à forme bronchique bilatérale. — Amaigrissement de 10 kilogr. en 1 an (hyperchlorhydrie) avant l'apparition de la toux. — Pas de troubles gastriques au sanatorium : augmentation de 4 kilogr. en 6 semaines.

Rig..., Claudine, 24 ans, entrée le 7 août 1901.

Surmenage l'été dernier, pendant 4 mois (couture à la machine) jusqu'en août dernier. A ce moment, perte progressive de l'appétit. Depuis l'âge de 17 à 18 ans troubles gastriques : appétit irrégulier, restriction de l'alimentation pour éviter la douleur : crampes, douleurs à la pression, renvois aigres. Depuis un an, augmentation des troubles digestifs, anorexie, par un effort de volonté la malade arrivait au tiers de sa ration normale, les douleurs avaient augmenté d'intensité et c'est dans ce laps de temps qu'elle a perdu 10 kilogr. Jamais de toux émétisante. Début de la toux en novembre 1900.

A l'entrée : peu d'appétit, un peu de constipation, malade amaigrie encore quoique l'état général soit en voie d'amélioration depuis 2 mois.

A droite : quelques froissements inconstants à la partie interne de la fosse sus-épineuse, rudesse de la respiration dans le reste du poumon avec légère augmentation des vibrations.

A gauche : augmentation des vibrations, respiration normale.

Le 7 août : 42 kilog. 350.

Le 18 septembre : 46 kilog. 125. — Depuis l'entrée, les troubles ont complètement disparu et l'état général s'est amélioré. A droite : quelques râles fins lointains après la toux.

OBSERVATION V. (Dr Dumarest.)

Forme fibreuse corticale du sommet, plus accentuée à gauche. — Troubles digestifs (diarrhée) datant de 5 ans ayant précédé l'apparition de la toux et produit un amaigrissement de 7 kilog. — Reprise de 3 kilog. en 1 mois.

S..., Julie, 21 ans, domestique, entrée le 22 août 1901.

A 16 ans, début des troubles digestifs : lenteur de la digestion, diarrhée après le repas. — Depuis santé toujours délicate. A 18 ans, après une période de surmenage, augmentation des troubles digestifs qui l'obligent à cesser son travail de femme de chambre. Il y a un an la malade qui perdait ses forces s'est pesée et a constaté 57 kilog. Elle était plus mal depuis déjà un an et pense avoir pesé plus auparavant. A ce moment, elle était d'autre part en période de croissance. Depuis les troubles digestifs ont augmenté. Jamais de vomissements après la toux. Diarrhée continuelle, ne dépassant pas toutefois 2 ou 3 selles par jour. Troubles gastriques : lenteur de la digestion, ballonnement, renvois fétides, crampes assez douloureuses de loin en loin, indigestions de 2 en 3 jours avec vomissements et diarrhée de loin en loin. Pas d'amélioration par le bicarbonate de soude. Jamais de perte de l'appétit. Névropathie légère.

Apparition de la toux et de l'expectoration en décembre dernier.

A l'entrée : 53 kilog. 875. — Etat général médiocre. Digestions assez bonnes. Appétit médiocre.

A gauche : Submatité avec obscurité sans bruits anormaux. — Vibrations plutôt diminuées.

A droite : Obscurité, légers frottements superficiels, rien en avant.

Le 18 septembre : 56 kilog. 600. Les signes sthétoscopiques sont les mêmes. La diarrhée a complètement cessé depuis l'entrée, ce qui explique la possibilité de l'augmentation du poids malgré la persistance des troubles gastriques un peu améliorés cependant.

OBSERVATION VI. (D' Dumarest.)

Sclérose interstitielle disséminée bilatérale. Troubles gastriques ayant entraîné un amaigrissement de 13 kilog. — Persistance au sanatorium : nouvelle perte de 2 kilog. 500 en 5 semaines.

Vi..., Emilie, 17 ans, institutrice, entrée le 5 août 1901.
Mère morte tuberculeuse.

Début de la toux en janvier 1901. En juin 1900, après période de surmenage, début des troubles digestifs : pesanteur et ballonnement pendant 1 heure ou 2 après les repas, renvois punais, pas d'amélioration par le bicarbonate (fausse hyperchlorhydrie). L'appétit a toujours été mauvais jusqu'à ces derniers jours. En juin 1900, le poids était de 62 kilog., il diminua dès lors progressivement avec plus de rapidité depuis l'apparition de la toux qui augmenta les troubles digestifs sans jamais être émétisante toutefois.

A l'entrée : 48 kilog. 825.

A gauche : obscurité et submatité sans bruits anormaux dans la fosse sus-épineuse.

A droite : mêmes signes.

Le 21 août : appétit mauvais, digestions difficiles.

Le 4 septembre : 47 kilog. 200.

Le 18 : 46 kilog. 325. — Appétit toujours mauvais, mêmes signes pulmonaires.

OBSERVATION VII. (Dr Dumarest.)

Forme ulcéreuse localisée à droite. — Gros amaigrissement dû à troubles digestifs. — Amélioration par le traitement d'où augmentation de 6 kilog en 4 mois malgré l'existence d'une caverne.

Pour..., Louis, 16 ans, entré le 26 mai 1901.

Constitution assez vigoureuse, taille 1^m 70. En mai 1900, perte des forces sans autre signe. En août, début de la toux sans expectoration. En septembre, apparition des troubles digestifs : inappétence, ballonnement, bouffées de chaleur, somnolence après les repas ; pas de renvois. Constipation habituelle. Depuis l'hiver l'appétit est meilleur et les forces augmentent.

A l'entrée : état général assez bon ; appétit médiocre ; digestions lentes. A droite : submatité au sommet. Dans la fosse sus-épineuse souffle sec nettement cavitaire avec retentissement de la voix et de la toux sans bruits humides ; en avant : souffle transmis toujours sec. A gauche : quelques râles inspiratoires fins après la toux. Rien ailleurs.

Le 26 mai : 50 kilog. 675.

Le 10 juin : les troubles digestifs qui avaient persisté jusqu'à présent ont complètement disparu, l'appétit est excellent, les digestions satisfaisantes, les forces reviennent.

Le 22 août : 52 kilog. 575.

Le 19 : 56 kilog. 425. Signes pulmonaires stationnaires.

OBSERVATION VIII. (Dr Dumarest.)

Forme caséeuse lobulaire du sommet droit. — Amaigrissement antérieur de 6 kilog. par troubles digestifs. — Amélioration et augmentation du poids au sanatorium.

Boz..., Louise, 26 ans, entrée le 3 septembre 1901.

Constitution assez vigoureuse ; poids normal : 66 kilog. Il y a quatre ans premier accouchement, au cours de l'allaitement qui dura quinze mois, perte de l'appétit et début des troubles gastriques (hypochlorhydrie) qui durèrent deux ans, alternatives parallèles d'amaigrissement et d'augmentation de poids jusqu'à l'entrée, en même temps début de la toux et de l'expectoration.

A l'entrée : état général assez bon ; poids 60 kilog. 800 ; appétit passable ; digestions bonnes ; tendance à la constipation.

Submatité aux deux sommets, plus marquée à gauche.

A droite : obscurité et quelques frottements dans les fosses sus et sous-épineuses ; quelques craquements inconstants assez bruyants.

A gauche : obscurité, quelques bulles à timbre métallique dans la fosse sus-épineuse ; rien en avant, vibrations très augmentées.

Le 18 septembre : 62 kilog. 575 ; depuis l'entrée les troubles digestifs ont disparu, l'état général s'est amélioré, la toux et l'expectoration ont diminué. — Les signes d'auscultation sont les mêmes sauf qu'on n'entend plus de bruits anormaux dans la respiration normale.

OBSERVATION IX. (Dr Jonnart.)

*Amaigrissement antérieur de 6 kilog. par troubles diges-
tifs. — Amélioration : retour au poids normal qui se
maintient.*

Dal..., Adélaïde, 21 ans, domestique, entrée le 18 mai 1901.
Constitution délicate. Poids normal : 50 kilog. En mars
1900 : perte de l'appétit. En mai : toux et expectoration ;
toux émétisante qui l'amène à 45 kilog. au mois de juin.
Passe l'été à la campagne où elle s'améliore sans augmentation sensible de poids. Le 18 mai 1901 elle pèse 52 kilog.
après six mois de séjour à la Charité : cessation des vomissements, digestions toujours lentes.

A l'entrée : appétit irrégulier, digestions lentes, nervosisme : sensation de boule ; poids : 51 kilog. 125.

A droite : obscurité très marquée dans toute la hauteur.

A gauche : obscurité semblable, quelques craquements
respiratoires sous l'aisselle, vibrations diminuées en
arrière.

Le 18 septembre : 49 kilog. 825. Depuis l'entrée, toux
émétisante pendant les deux premiers mois à 10 heures et à
midi, ce qui l'amène à 48 kilog. 625 le 10 juillet. Stationnaire
un mois. Depuis deux mois amélioration, quoique des médicaments soient encore nécessaires pour faciliter la digestion, d'où petite augmentation de poids.

OBSERVATION X. (Dr Mouisset.)

*Amaigrissement de 13 kilog. dû à troubles digestifs. —
Amélioration rapide et reprise du poids par le traitement.*

M..., Louise, 22 ans, chenilleuse, salle Sainte-Marie, n° 7.
Entrée le 19 septembre 1901.
Bonne santé habituelle. Poids à 18 ans : 54 kilog. Il y a

six mois : 51 kilog. Depuis juin dernier perte de l'appétit progressive sans troubles gastriques ni intestinaux. Depuis deux mois anorexie complète et troubles gastriques : après les repas ballonnement pendant deux ou trois heures, dyspnée, maux de tête, points de côté (mauvaise dentition, mastication rapide et insuffisante), alimentation irrégulière et défectueuse. Bronchites multiples antérieures, sans hémoptysies, sans expectoration très abondante. Depuis trois semaines poussée de température ; apparition de la diarrhée depuis huit jours : quatre ou cinq selles par jour provoquées par l'ingestion des aliments.

A l'entrée : toux rare, pas d'expectoration, points de côté, ronchus et sibilances disssiminés, plus abondants à gauche où l'on entend au sommet en arrière des râles plus fins que des râles de bronchite simple, rudesse aux deux sommets surtout à gauche, submatité au sommet gauche.

Le 7 octobre : 41 kilog. 650.

Le 29 octobre : 44 kilog. 500. — Depuis l'entrée, sous l'influence du régime, la diarrhée a cessé, les troubles gastriques ont disparu et l'augmentation progresssive de poids s'est installée.

OBSERVATION XI. (Dr Dumarest.)

Sclérose interstitielle dense bilatérale et généralisée, plus accusée au sommet. — Amaigrissement de 14 kil. en quatre ans. — Troubles digestifs. — Amélioration : reprise de 3 kilog. en six semaines.

Desr..., Eugénie, 37 ans, domestique, entrée le 1er août 1901.

A 20 ans, poids : 57 kilog. A 24 ans : anémie avec hypochlorhydrie.

M. Bouveret donna à ce moment de l'acide chlorhydrique. — Amaigrissement progressif et régulier depuis quatre ans. — Anorexie absolue. — Tendance à la constipation.

A l'entrée : 43 kilog. 475. — Etat général très médiocre.
— Appétit médiocre. — Digestions passables. — Toux et
expectoration modérées.

A gauche : rudesse, sans bruits anormaux, vibrations exagérées en avant et en arrière.

A droite : mêmes signes, le timbre respiratoire est presque tubaire.

Le 21 août : 44 kilog. 650. — Etat général meilleur, quelques troubles gastriques liés à une constipation tenace.

Le 18 septembre : 46 kilog. 475. — L'appétit s'est beaucoup amélioré depuis l'entrée; les digestions restant toujours défectueuses.

OBSERVATION XXII. (Dr Jonnart.)

*Induration des deux sommets plus accusée à gauche. —
Amaigrissement de 18 kilog. avant l'apparition des
signes de tuberculose (purgations répétées). — Reprise
de 9 kilog. 200 en six semaines.*

B..., 28 ans, valet de chambre. — Entré le 29 juillet 1901.
Constitution vigoureuse : taille 1 m. 64; poids normal :
70 kilog., qu'il a conservé jusqu'en mai dernier. A ce moment le malade qui se plaignait de fétidité de l'haleine,
interprétant mal un conseil médical, s'est mis à se purger
tous les deux jours avec 30 grammes de sulfate de magnésie et
cela pendant un mois : d'où une perte de l'appétit, réduction
de l'alimentation au quart de son volume antérieur et amaigrissement de 18 kilog. Pas de troubles gastriques. Il n'y a
qu'un mois que la toux est apparue, en même temps que
l'expectoration. Le poids est resté stationnaire jusqu'à présent.

A l'entrée : état général médiocre, muqueuses décolorées,
appétit et digestion bons, poids : 56 kilog. 375.

Matité à la base, surtout à gauche, vibrations nulles aux
deux bases.

A droite : emphysème dans toute la hauteur.

A gauche : obscurité sans bruits anormaux dans les fosses sus et sous-épineuse.

Le 15 septembre : 65 kilog. 575. — Excellent état général et fonctions digestives normales depuis l'entrée. Mêmes signes pulmonnaires.

OBSERVATION XXIII. (D' Jonnart.)

Ramollissement du lobe supérieur droit. — Infiltration fibro-caséeuse à gauche. — Amaigrissement de 9 kilog. en huit mois par troubles digestifs, disparus depuis l'entrée, d'où reprise de 8 kilog. en deux mois.

Don... Albert, 28 ans, teinturier, entré le 11 juillet 1901.

Constitution très vigoureuse : taille 1 m. 68, poids normal : 71 kilog. Début de la toux en août 1900, en novembre hémoptysie assez abondante avec expectoration depuis. En même temps perte des forces, perte de l'appétit, puis toux émétisante quotidienne. En mai 1901, séjour à l'Hôtel-Dieu, où, en quinze jours, il passe de 69 à 64 kilog. : pas de température, constipation intense, diarrhée [passagère, anorexie complète. Depuis ce séjour jusqu'à l'entrée au sanatorium, perte de 2 kilog., inappétence ; une heure après le repas, pesanteur, ballonnement, toux émétisante de loin en loin, toujours de la constipation.

A l'entrée : 62 kilog. 950, toux et expectoration assez abondantes, digestions bonnes, tendance à la constipation à droite : quelques craquements dans les fosses sus et sous-épineuses ; au-dessous respiration bronchique à timbre soufflapt. En avant, emphysème. A gauche : en avant râles humides, craquements et frottements dans la demie supérieure, au-dessous intense. En arrière, obscurité avec râles humides aux deux temps dans la demie supérieure ; matité aux deux sommets, vibrations normales.

Le 19 septembre : 70 kilog. 725. — Depuis l'entrée, fonctions normales. Mêmes signes pulmonaires. Excellent état général.

OBSERVATION XIV. (D' Mouisset.)

Ancienne pleurésie gauche. — Ramollissement du sommet gauche. — Entérite bacillaire datant de dix mois. — Amaigrissement considérable.

Mor... François, 43 ans, cultivateur, salle Saint-Jean, n° 9, entré le 21 janvier 1901.

Bonne santé jusqu'à 36 ans, où il eut une pleurésie gauche qui dura de deux à trois mois. Il y a deux ans, après surmenage à la chasse, gros rhume depuis lequel il a toujours toussé. Peu d'expectoration. En mars dernier, sans raison apparente et sans y être sujet antérieurement, il contracta une diarrhée abondante dès le début : dix à douze selles très liquides par jour. Anorexie et perte des forces en même temps. Depuis cette époque elle a toujours existé avec des périodes d'amélioration, pendant lesquelles elle ne disparaissait pas complètement. Il ne s'est jamais soigné sérieusement, a toujours continué à manger des aliments solides.

A l'entrée, le malade qui paraît amaigri, dit avoir perdu une quinzaine de kilog. La diarrhée continue : trois ou quatre selles par jour. Toux et expération modérées.

A gauche : matité au sommet et à la base avec une zône sonore intermédiaire, vibrations conservées ; obscurité et expiration prolongée et soufflante parfois. Quelques râles fixes sous-crépitants dans la fosse sus-claviculaire gauche après la toux ; nombreux râles crépitants inspiratoires à la base.

A droite : respiration supplémentaire, expiration prolongée en arrière. — Matité avec rudesse et diminution des murmures sous la clavicule.

Le 13 février : depuis que le malade est à l'hôpital on constate une amélioration certaine mais très lente ; auparavant on comptait 8 selles par 24 heures, depuis plusieurs jours, il n'y en a plus qu'une mais elle est toujours diarrhéique.

OBSERVATION XV. (Dr Dumarest.)

*Emphysème. — Infiltration discrète. — Troubles diges-
tifs persistants au sanatorium : pas d'augmentation
de poids.*

Ga... Rose, 19 ans, domestique, entrée le 1er novembre 1900, sortie le 4 juin 1901.

Tempérament délicat, à 6 ans bronchite ayant duré
3 mois, depuis la malade toussait tous les hivers. — Chloro-
anémie à 15 ans, soignée chez M. Weill à la Charité. Depuis
sa sortie rhumes continuels, inappétence, mauvaises digestions jusqu'en novembre 1899. Depuis plusieurs séjours à
l'Hôtel-Dieu où l'on fait le diagnostic de tuberculose. Toujours de l'inappétence et de l'intolérance stomacale. En
août pleurésie droite après laquelle elle entre en sanatorium.

A l'entrée : état général médiocre, amaigrissement pas
très accusé, poids : 55 kilog. 950, anorexie, digestions
mauvaises.

A droite : obscurité et emphysème dans la fosse sus-
épineuse. — En avant, obscurité sans bruits anormaux.

A gauche : obscurité très marquée, expiration prolongée.
Quelques frottements dans la fosse sous-épineuse. — Rien
en avant.

Le 9 janvier 1901 : 57 kilog. 250. — L'appétit est meilleur
depuis quelque temps, de même que les digestions, grâce
au bicarbonate de soude.

Le 15 février : 56 kilog. 975. — L'appétit est médiocre, les
digestions pénibles.

Le 5 mars : les vomissements persistent.

Le 20 : 57 kilog. 050, les vomissements sont moins fréquents, mais les digestions toujours lentes.

Le 16 avril : 55 kilog. 700.

Le 4 juin : la malade qui est sortie donne de ses nouvelles :
état stationnaire avec toujours des vomissements après les
repas.

OBSERVATION XVI. (D' Dumarest.)

*Sclérose interstitielle bilatérale, dense à gauche, dissé-
minée à droite. — Gros amaigrissement antérieur :
troubles digestifs qui persistent, d'où pas d'augmentation de poids.*

Rob... Octavie, 31 ans, entrée le 27 février 1901, sortie
le 29 mars 1901.

Début de l'affection actuelle en juin dernier, par de
troubles gastriques accompagnés d'amaigrissement, de
sueurs et d'une température subfébrile. En octobre, apparition de la toux et de l'expectoration en décembre. Depuis
ce moment accentuation progressive des symptômes.

A l'entrée : appétit médiocre, digestions meilleures,
disparition des vomissements, amaigrissement très marqué,
saillie des omoplates.

A gauche : matité au sommet, rudesse et obscurité de la
respiration. — Craquements dans la fosse sus-épineuse. —
En avant, retentissement de la voix sans râles. — Vibrations augmentées.

A droite : respiration obscure et granuleuse en arrière. —
En avant timbre soufflant. — Poids : 50 kilog. 825.

Le 20 mars : 50 kilog. 350. — Les digestions restent
pénibles. — Les signes pulmonaires sont stationnaires.

OBSERVATION XVII. (D' Jonnart.)

*Forme fibro-caséeuse à tendance caséeuse. — Troubles
digestifs persistants ; pas d'augmentation de poids et
cependant amélioration générale et locale.*

Lap..., Juliette, 23 ans, sténographe, entrée le 6 février
1901, sortie le 2 juin 1901.

Mère et oncle morts tuberculeux ; constitution délicate ;
anémie à 17 ans, qui n'a jamais disparue depuis ; la toux et

3

l'expectoration se sont établies en août 1900 avec une hémoptysie légère ; à cette époque grande perte des forces, anorexie constante ; amaigrissement.

Depuis novembre, amélioration ; la toux et l'expectoration ont diminué ; l'appétit est revenu, le poids a augmenté.

A l'entrée : 54 kilog. 300 ; l'appétit est assez régulier, les digestions suffisantes ; constipation.

A droite : râles très disséminés à la fin de l'inspiration avec quelques frottements dans la fosse sus-épineuse. — En avant, craquements disséminés avec retentissement de la voix.

A gauche : submatité. — Quelques craquements dans les fosses sus et sous-épineuses au voisinage de la colonne. — En avant, respiration saccadée sans bruits anormaux.

Le 2 juin : 54 kilog. ; l'état général s'est amélioré malgré quelques troubles gastriques persistants avec un appétit meilleur.

A gauche : rudesse, craquements très rares et inconstants même après la toux. — En avant, rudesse sans bruits anormaux.

A droite : le petit foyer de râles fins a à peu près disparu.

OBSERVATION XIII. (Dr Jonnart.)

Lésions peu avancées des deux sommets, avec prédominance à droite. — Troubles digestifs persistants ; pas d'augmentation de poids.

Ch..., Auguste, 34 ans, journalier, entré le 4 février 1901, sorti le 4 mai 1901.

Une sœur morte tuberculeuse. — Il y a quatre ans, pneumonie avec pleurésie sèche du côté gauche ; depuis il a toujours toussé et craché.

A l'entrée : toux et expectoration fréquentes le matin ; appétit conservé ; digestions bonnes ; poids : 71 kilog. 175.

A droite : en avant, obscurité dans la moitié supérieure,

respiration soufflante sans bruits anormaux dans la moitié inférieure.

En arrière : quelques craquements à la partie moyenne. — Sibilances.

A gauche : respiration à caractère bronchique avec sibilances ; obscurité ; vibrations exagérées des deux côtés ; matité à droite.

Le 20 mars · 72 kilog. 700. — Etat général assez satisfaisant ; appétit médiocre ; digestions parfois difficiles, toux émétisante ; jamais de température.

Le 3 mai : 70 kilog. 427. — Appétit médiocre ; répulsion pour la viande. — Pas d'amélioration générale ni locale.

OBSERVATION XIX. (Dr Dumarest.)

Infiltration discrète, disséminée, bilatérale, prédominante à droite. — Amaigrissement antérieur de 7 kilog. — Inappétence sans autre trouble. — Reprise de 6 kilog. en trois mois.

Bo..., Claude, 26 ans, ajusteur, entré le 19 juin 1901.

Constitution vigoureuse : taille 1 m. 80 ; poids normal : 80 à 82 kilog. — Il y a trois ans, sans signes prémonitoires, hémoptysie suivie de perte de l'appétit pendant trois mois, qui lui fait réduire son alimentation d'un tiers. — Pendant ce temps, il passe de 80 à 73 kilog., poids autour duquel il a oscillé jusqu'à son entrée.

A l'entrée : bon état général, fonctions digestives excellentes ; poids 73 kilog. 625.

A droite : submatité au sommet ; rudesse et quelques râles disséminés à la fin de l'inspiration dans la fosse susépineuse ; vibrations augmentées. — En avant, quelques râles sous la clavicule.

A gauche : quelques râles crépitants fins très lointains ; en avant, léger emphysème.

Jamais de température.

Le 19 septembre : 79 kilog. 175. — Fonctions digestives excellentes durant tout le séjour. Il y a eu une légère hémoptysie, non fébrile, qui n'a pas altéré l'état général toujours excellent. — Mêmes signes à l'auscultation.

OBSERVATION XX. (Dr Meyer, de Leysin.)

Tuberculose ulcéreuse. — Amaigrissement antérieur de 5 kilog. dû à troubles digestifs. — Amélioration au sanatorium.

G..., 30 ans, entré le 7 décembre 1900, sorti le 1er avril 1901.

Père et mère morts tuberculeux ; bonne santé antérieure. — Dans le courant de l'été dernier : troubles gastriques, un peu de toux matin et soir. — A la fin d'octobre, bronchite fébrile ; légère hémoptysie en novembre ; amaigrissement de 5 kilog. — Taille 1 m. 72 ; poids le 7 décembre, 67 kilog. 400 grammes.

A gauche : matité au sommet ; rudesse, craquements en arrière, râles sous-crépitants en avant.

A droite : respiration rude, expiration prolongée ; pas de craquements.

Le 2 avril : 70 kilog. 500. — Amélioration de l'état général.

OBSERVATION XXI. (Dr Mouisset.)

Ancienne pleurésie droite. — Bronchite chronique bénigne aggravée depuis un an ; craquements aux deux sommets. — Amaigrissement de 12 kilog. dû à diarrhée.

Hul..., Pierrette, 49 ans, ménagère, entrée le 7 octobre 1900 ; salle Sainte-Marie, n° 15.

Il y a trois ans et demi, pleurésie qui dura trois mois ; depuis toux subcontinue sans expectoration. — En juin dernier, elle pesait encore 65 kilog. 500. — Depuis novembre.

dernier, augmentation de la toux et de l'expectoration ; conservation de l'appétit et pas de troubles digestifs jusqu'en août 1901 ; pas d'amaigrissement. — En avant, début des troubles digestifs ; gonflement pendant deux heures après les repas ; pas de renvois ni de vomissements ; diarrhée intense de huit à dix selles par jour, nettement provoquées par l'ingestion des aliments, plus forte la nuit que le jour. Cette diarrhée a persisté jusqu'à l'entrée.

A l'entrée : points de côté, dyspnée, sueurs nocturnes ; poids : 54 kilog. 600.

A droite : submatité dans toute la hauteur, obscurité et rudesse au sommet ; quelques craquements après la toux dans la fosse sus-épineuse.

Le 7 novembre : 48 kilog. ; la diarrhée qui avait cessé dès l'entrée sous l'influence du régime, a fait une réapparition de quatre ou cinq jours il y a deux semaines.

L'alimentation qui s'était faite passablement les premiers temps du séjour, est bien réduite depuis ce moment ; la toux et l'expectoration ont augmenté, et l'affection évolue avec des températures oscillant entre 38 et 39°,5.

OBSERVATION XXII. (Dʳ Meyer, de Leysin.)

Infiltration des deux sommets. — Diarrhée non tuberculeuse avant l'entrée. — Cessation au sanatorium, d'où augmentation de poids de 13 kilog. en six mois.

C..., entré le 5 septembre 1900, sorti le 2 avril 1901.

Santé assez bonne habituellement, mais a toujours été délicat des intestins.

Au mois de mai dernier, forte diarrhée. — Séjour à la campagne, amélioration.

Au retour à Paris, la diarrhée reprend et continue pendant 3 mois : tous les jours de 3 à 6 selles liquides. — Le 17 août, un médecin consulté constate une induration du sommet. Un peu de toux et d'expectoration. Quelques transpirations nocturnes.

A l'entrée : taille 1 m. 56, poids 50 kilog. 700, homme faible, anémié. — Diarrhée abondante. Toux et expectoration. Apyrexie.

Submatité dans les fosses sus-claviculaires en même temps que rudesse de la respiration avec expiration prolongée.

Respiration affaiblie aux 2 sommets en arrière. Ni râles ni craquements.

Le 1er avril 1901 : 71 kilog La diarrhée a rapidement cédé au régime pour ne plus reparaître et le malade est sorti guéri.

OBSERVATION XXIII. (Dr Jonnart.)

Condensation du lobe supérieur droit avec emphysème. — Amaigrissement de 7 kilog. en 7 mois : hyperchlorhydrie. — Guérison et augmentation de poids depuis 1 an. — Poids stationnaire au sanatorium : légers troubles gastriques.

Gal..., Alexandrine, 16 ans, entrée le 27 juillet 1901.

Constitution délicate. A 12 ans, anémie. — L'année dernière : amaigrissement de 7 kilog. en 7 mois, pendant lesquels : appétit nul, en dehors de la toux vomissements pendant plusieurs mois, survenant de 10 minutes à 1 heure après les repas et amenant un soulagement aux douleurs gastriques ; renvois acides de liquide agaçant les dents, soulagement par le bicarbonate de soude. Guérison depuis un an, reprise du poids normal.

A l'entrée : état général médiocre, toux et expectoration assez abondantes, appétit nul, digestions bonnes. — Poids : 49 kilog. 125.

A droite : respiration granuleuse et obscure en avant. — En arrière : rudesse dans la fosse sus-épineuse, faiblesse et emphysème dans le reste de la hauteur.

A gauche : obscurité au sommet. Vibrations diminuées alors qu'elles sont augmentées à droite.

Le 18 septembre : 49 kilog. 575. Etat général assez satisfaisant. Toujours quelques troubles digestifs. Mêmes signes pulmonaires.

OBSERVATION XXIV. (D' Dumarest.)

*Forme fibro-caséeuse bilatérale. — Amaigrissement anté-
rieur dû à troubles digestifs. — Persistance au sanatorium : poids stationnaire.*

V..., Jeanne, 30 ans, modiste, entrée le 17 septembre 1900,
sortie le 28 février 1901.

Santé délicate. — Hémoptysie pendant l'été 1897, état
stationnaire jusqu'à l'hiver 1898 où survinrent de la toux et
de l'amaigrissement. En janvier 1899, départ dans le midi :
amélioration de l'état général sans augmentation de poids.
Rentrée à Lyon en avril 1899 : perte des forces, amaigrissement : anorexie absolue, vomissements continuels, toux et
expectoration abondante. Cet état dure jusqu'en juin 1899
où la malade arrive à Hauteville : appétit et digestion meilleurs, suralimentation. Cet état dure jusqu'en janvier 1900
où elle eut une bronchopneumonie grippale d'où état général mauvais, amaigrissement sensible, toux et expectoration
réapparus en même temps que les vomissements. Cette
période aiguë dure jusqu'à fin avril 1901 et se calme peu à
peu.

A l'entrée : fonctions digestives normales, embonpoint
sensiblement conservé : 55 kilog. 860.

Matité au sommet gauche, moins accusé à droite.

A gauche : râles humides sous la clavicule, craquements
humides dans la fosse sus-claviculaire. Expiration prolongée dans la fosse sus-épineuse. Crépitation fine inspiratoire
près de la colonne.

A droite : bouffées de râles fins à timbre sec en avant. En
arrière, inspiration granuleuse près de la colonne. Quelques
râles fins inspiratoires au sommet.

Le 28 février 1901 : 55 kilog. 750. Pendant toute la durée
du séjour les vomissements ont persisté par périodes. Au
poumon les bruits anormaux sont moins confluents et moins
fixes.

OBSERVATION XXV. (Dr Dumarest.)

Forme scléreuse du sommet droit. — Poussée fibro-caséeuse du sommet gauche. — Ulcère de l'estomac ancien. — Troubles digestifs persistants ; pas d'augmentation de poids.

B..., Marie, 26 ans, domestique, entrée le 24 octobre 1900, sortie le 20 juillet 1901.

Tempérament vigoureux. Il y a 12 ans, ulcère de l'estomac. Depuis 3 ans les vomissements ont cessé mais les digestions sont toujours pénibles. Il est impossible de savoir à quelle époque remonte l'affection actuelle. La malade la fait dater de son ulcère stomacal. Il n'y a jamais eu ni toux ni expectoration. Amaigrissement depuis 2 ans.

A l'entrée : l'amaigrissement est peu marqué : 48 kilog. 050.

Légère submatité au sommet droit en arrière, en avant élévation de la tonalité, obscurité très marquée. Pas de rudesse, pas de bruits anormaux même après la toux. Vibrations augmentées.

Rien à gauche.

Le 22 novembre : à gauche, après la toux, foyer de râles fins humides en arrière, craquements en avant.

Digestions toujours pénibles.

Le 24 décembre : les troubles digestifs persistent tout aussi accusés : crises douloureuses suivies de vomissements répétés à saveur acide.

Le 3 janvier : 50 kilog. 500 : appétit et digestion bons.

Le 24 : 49 kilog. 875. Il y a eu cette quinzaine quelques troubles gastriques. Malgré cela l'appétit est encore assez bon.

Le 8 février : 49 kilog. 775 : les troubles digestifs subsistent : il y a encore des vomissements incessants et l'hyperchlorhydrie est continuelle ; mêmes signes à l'auscultation.

Le 20 avril : 50 kilog. 950 : digestions meilleures.

Le 15 mai : 50 kilog. 600 : toujours quelques douleurs stomacales.

Le 29 juin : 48 kilog. 850 : toujours quelques troubles gastriques.

Le 20 septembre : 49 kilog. 275 : état général bon ; appétit bon ; plus de troubles gastriques ; mêmes signes à l'auscultation.

OBSERVATION XXVI (Dr Meyer, de Leysin.)

Ramollissement à droite. — Ulcération à gauche. — Troubles digestifs antérieurs (alcoolisme). — Amélioration au sanatorium : augmentation de poids de 10 kilog.

K..., 38 ans, entré le 2 février 1900, sorti le 13 juin 1901. Irlandais alcoolique ; arrive très amaigri et avec les troubles gastriques de l'alcoolisme ; poids : 49 kilog. 900 ; râles sous-crépitants moyens des deux côtés, plus marqués à droite ; souffle entre les omoplates.

Le 14 décembre : souffle bronchique aux deux sommets ; à gauche, en arrière, souffle presque amphorique avec râles ayant presque un éclat métallique à la toux.

Le 15 mars 1901 : 59 kilog. : les troubles digestifs se sont atténués ; l'état général est bon ; aux poumons : il y a moins de râles, la respiration est moins soufflante.

OBSERVATION XXVII. (Dr Dumarest.)

Forme fibreuse disséminée. — Accidents intestinaux empêchent une augmentation de plus de 3 kilog. en 7 mois. — Disparition complète des signes sthétoscopiques.

Gr... Marie, 32 ans, sœur de la Charité, entrée le 6 novembre 1900, sortie le 10 juin 1901.
Constitution assez vigoureuse. En 1897 pleurésie gauche n'ayant jamais complètement guéri. En 1899 s'établit une antérite très tenace qui n'a été améliorée que ces temps

derniers ; amaigrissement considérable ; en avril 1900 hémoptysie ; depuis l'état général s'était un peu amélioré, à part des troubles gastriques très accusés et une légère diminution des forces ces temps derniers.

A l'entrée : état général assez bon ; **appétit mauvais** ; digestions pénibles ; la diarrhée a disparu depuis 3 semaines et est remplacée par une constipation opiniâtre ; poids 48 kilog. 776.

A droite : respiration obscure et saccadée sans bruits anormaux ; en avant expiration prolongée.

A gauche : à la base quelques bruits superficiels : craquements ou frottements pleuraux ; en avant rudesse.

Le 26 décembre : 48 kilog. 660 : les troubles intestinaux persistent la constipation alternant avec la diarrhée.

Le 9 janvier : 49 kilog. 500 : l'état général est meilleur ; les coliques apparaissent toujours, mais moins intenses, et à intervalles plus éloignés ; l'alimentation se fait mieux.

Le 19 février : 50 kilog. 500 : l'état général continue à s'améliorer.

Le 21 mars : 50 kilog. 900 : bon état général ; appétit et digestion bons ; pas de signes à l'auscultation.

Le 9 juin : 52 kilog. 100 : excellent état général ; à gauche : obscurité et emphysème dans la fosse sus-épineuse ; à droite : pas de bruits anormaux.

OBSERVATION XXVIII. (Dr Dumarest.)

Infiltration scléreuse interstitielle, disséminée, bilatérale, plus marquée à droite. — L'inappétence est le seul trouble digestif qui ait empêché l'augmentation de poids au sanatorium.

B... Jean, 20 ans, menuisier, entré le 30 août 1900, sorti le 28 décembre.

En décembre 1898, bronchite qui dura jusqu'en juillet 1899. Perte des forces, anorexie mais bonnes digestions ; amélioration jusqu'en février dernier où grippe : toux, expectoration, appétit médiocre, digestion bonne.

A l'entrée : état général satisfaisant ; appétit médiocre, mais bonnes digestions ; tendance à la constipation.

Submatité des deux côtés, plus marquée au sommet droit. En avant tympanisme.

A gauche : obscurité et expiration prolongée ; pas de bruits anormaux, même après la toux.

A droite : vibrations augmentées, obscurité, inspiration granuleuse au fond de la fosse sus-claviculaire, pas d'autres bruits anormaux.

Poids : 65 kilog.

Le 10 septembre : 65 kilog. 500 ; l'appétit n'est pas très bon, les digestions faciles.

Le 21 : 64 kilog. 810 ; le malade ne recouvre pas l'appétit.

Le 25 : quelques craquements fins, rares et inconstants, dans la gouttière costo-vertébrale droite.

Le 10 novembre : appétit et digestions bons.

Le 15 : 65 kilog. 250.

Le 26 décembre : 65 kilog. 175 ; état stationnaire à tous les points de vue ; appétit languissant.

Le 22 avril 1901 : le malade écrit que son état est stationnaire de même que son poids.

OBSERVATION XXIX. (Dr Jonnart.)

Forme fibro-caséeuse du sommet gauche. — Bronchite généralisée. — Infiltration du sommet droit. — Amaigrissement antérieur de 13 kilog. : troubles digestifs dont la persistance empêche l'augmentation de poids.

P..., Baptistine, 26 ans, tisseuse, entrée le 20 décembre 1900, sortie le 8 mars 1901.

Constitution vigoureuse ; en juin 1897 pleurésie gauche. Depuis le début de l'hiver la malade perdait ses forces, maigrissait, avait peu d'appétit et un très mauvais état gastrique avec toux émétisante ; guérison en 2 mois. Pendant l'hiver 1898 réapparition de la toux et jusqu'à l'hiver 1900 : alternatives de mieux pendant lesquels le poids restait stationnaire et de moins bien pendant lesquels l'amaigrissement s'accentuait. Au total il y eut un amaigrissement de

13 kilog. Pendant l'hiver 1900 : état gastrique très mauvais, vomissements continuels.

A l'entrée : état stationnaire, plutôt plus mauvais ; appétit médiocre, digestions mauvaises, un peu de diarrhée ; poids 49 kilog. 100.

A droite : râles sous-crépitants sous la clavicule. En arrière : rudesse et râles sous-crépitants inspiratoires dans les fosses sus et sous-épineuses.

A gauche : mêmes signes.

Le 7 mars : 50 kilog. 800 ; mêmes signes pulmonaires ; état général stationnaire ; les vomissements ont persisté.

OBSERVATION XXX. (D' Mouisset.)

Troubles gastro-intestinaux intermittents anciens (alcoolisme). — Ancienne pleurésie. — Bronchite bacillaire prédominant à droite et au sommet (ramollissement).

M..., Jean, voiturier, 34 ans, salle Saint-Jean n° 35, entré le 20 novembre 1901.

Alcoolisme depuis l'âge de 14 ans : a été jusqu'à 10 absinthes par jour, 2 litres de vin, etc. ; pleurésie à 17 ans ; puis bonne santé jusqu'en avril 1901, excepté diarrhée dysentériforme à 23 ans (selles glaireuses et sanglantes, pas de faux besoins, selles pas très fréquentes) qui dura 28 jours. En avril, début de la toux et de l'expectoration.

A l'entrée : mauvais état général, amaigrissement très marqué.

A droite : râles humides dans la fosse sus-épineuse avec obscurité ; gros râles humides sous la clavicule.

A gauche : respiration bronchique sans râles au sommet : en avant : respiration emphysémateuse.

Estomac : 2 heures après un repas, clapotage jusqu'à trois travers de doigt au-dessous de l'ombilic ; un peu de constipation alternant avec des périodes de diarrhée ; anorexie ; toux émétisante depuis plusieurs mois.

Le 30 novembre : les vomissements qui étaient quotidiens depuis 3 mois ont été arrêtés immédiatement par l'administration d'eau chloroformée.

II.

Malades chez lesquels l'absence complète de troubles digestifs explique l'importance de l'augmentation de poids obtenue par le Sanatorium.

OBSERVATION XXXI. (Dʳ Meyer, de Leysin.)

M..., 22 ans, entré le 5 novembre 1898.

En juin dernier, début de la toux et de l'expectoration.

A gauche : submatité et respiration affaiblie, craquements et râles sibilants en arrière.

A droite : submatité dans la fosse sous-claviculaire.

Taille 1 m. 77; poids 60 kilog. 400 à l'entrée.

Pas de troubles digestifs durant le séjour.

Le 12 mai 1899 : 79 kilog.; excellent état général; pas de signes sthétoscopiques.

Le 3 juin 1900 : revient consulter après hiver dans les Pyrénées; pèse 70 kilog. 500, à l'auscultation, la guérison se maintient; quelques craquements indistincts, secs au sommet gauche.

OBSERVATION XXXII. (Dʳ Mouisset, clientèle privée.)

Mᵐᵉ P... Début il y a 3 ans. Au mois de juin 1900 : râles aux deux sommets; forme fébrile; prescription du traitement hygiénique. En janvier 1901, après 6 mois de traitement à Hauteville, la malade a engraissé de 20 kilog. bien que la fièvre ait persisté pendant une partie du séjour. Obscurité assez étendue au sommet gauche avec râles humides peu éclatants; râles moins nombreux au sommet droit; enrouement ancien persistant; expectoration purulente abondante; bon état des voies digestives.

OBSERVATION XXXIII. (D' Jonnart.)

Induration légère du sommet droit. — Augmentation du poids de 17 kilog. en quatre mois. — Pas de troubles digestifs.

Br..., Marie, 23 ans, journalière, entrée le 8 octobre 1900, sortie le 6 février 1901.

Père et une sœur morts tuberculeux. Tempérament vigoureux. Surmenage : 18 heures de travail par jour dans une fabrique. Apparition de la toux pendant l'hiver 1900.

A l'entrée : bien qu'il y ait eu un amaigrissement notable la malade a cependant conservé un embonpoint raisonnable : 60 kilog. 330. Appétit et digestion bons.

En avant : légère obscurité aux deux sommets, inspiration saccadée, expiration prolongée, pas de bruits surajoutés.

En arrière : mêmes caractères, plus accentués à droite.

Aux deux bases : respiration, rude et soufflante.

Le 4 février : 77 kilog. 200. Il n'y a pas eu de troubles digestifs pendant tout le séjour. Dans la région axillaire : bouffées de râles fins aux premières inspirations qui disparaissent dans les suivantes.

OBSERVATION XXXIV. (D' Dumarest.)

Envahissement pleural superficiel du sommet gauche à tendance caséeuse. — Pas de troubles digestifs : augmentation de 13 kilog. en quinze semaines.

Buf..., Louis, 35 ans, employé, entré le 25 mai 1901, sorti le 14 septembre 1901.

Constitution vigoureuse. En mars 1901, perte des forces et de l'appétit. En avril, début de la toux et de l'expectoration.

A l'entrée : bon état général, embonpoint conservé, fonctions digestives satisfaisantes, poids : 60 kilog. 450.

A droite : rien.

A gauche : dans la fosse sus-épineuse froissements pleuraux entremêlés de râles, en avant respiration emphysémateuse sans bruits anormaux.

Le 5 septembre : 73 kilog. 325, l'appétit et la digestion sont restés bons pendant tout le séjour. Apyrexie. A gauche : les bruits anormaux sont de plus en plus rares ; à droite : quelques froissements superficiels à la base.

OBSERVATION XXXV. (D' Dumarest.)

Sclérose disséminée bilatérale des sommets. — Pas de troubles digestifs : augmentation de poids de 14 kilog.

M..., Péroline, 34 ans, couturière, entrée le 28 décembre 1900, sortie le 3 juin 1901.

Mari et un frère morts tuberculeux. Constitution vigoureuse. En décembre 1899, après une période de surmenage-perte des forces et de l'appétit, toux et expectoration, anorexie sans troubles gastriques, léger amaigrissement. En février, broncho-pneumonie gauche ; en avril, poussée congestive. La malade passe l'été à la campagne où elle retrouve l'appétit et engraisse de 7 kilog.

A l'entrée : état général satisfaisant, fonctions digestives aussi, pas d'amaigrissement : 59 kilog. 175.

A gauche : quelques bouffées de râles fins après la toux dans la fosse sus-épineuse et sous la clavicule.

A droite : râles sous-crépitants à la partie extrême de la fosse sus-épineuse ; rien en avant.

Le 10 septembre : 73 kilog. Il n'y a pas eu de troubles digestifs pendant toute la durée du séjour ; l'état général est excellent ; les bruits anormaux sont très rares en avant, il y a du souffle à la partie interne et des craquements disséminés dans la fosse sus-épineuse.

OBSERVATION XXXVI. (D' Dumarest.)

*Phtisie fibrineuse du lobe supérieur droit. — Infiltration
scléreuse discrète du sommet gauche. — Pas de troubles digestifs : augmentation de 10 kilog.*

Riv..., Auguste, 19 ans, pâtissier, entré le 22 août 1900,
sorti le 31 décembre 1900.

Santé délicate pendant l'enfance. En novembre 1899, à la
suite de surmenage : perte des forces, apparition de la toux
et de l'expectoration. Séjour à l'Hôtel-Dieu ; à sa sortie
anorexie et troubles gastriques qui paraissent sous la dépendance de la créosote administrée à l'hôpital. Ils s'amélio-
rent avec la cessation de ce traitement. En mai, séjour à la
campagne : amélioration de l'état général.

A l'entrée : bon état général, pas de troubles digestifs,
poids : 62 kilog. 690.

A gauche : en avant, expiration prolongée ; en arrière:
obscurité et augmentation des vibrations.

A droite : quelques râles très inconstants disséminés dans
la fosse sus-épineuse ; en avant : quelques râles fins sous
la clavicule.,

Le 26 décembre : 70 kilog. Il n'y a pas eu de troubles
digestifs. L'état général est excellent. Il ne reste plus à
droite que de l'obscurité avec exagération des vibrations.

OBSERVATION XXXVII. (D' Dumarest.)

*Forme fibro-caséeuse bilatérale plus accusée à droite. —
Pas de troubles digestifs : augmentation de 11 kilog.*

M..., Césarine, 17 ans, entrée le 10 septembre 1900, sortie
le 8 mars 1901.

Anémie à 16 ans. En avril dernier toux et expectoration,
perte des forces. Plusieurs hémoptysies. Peu d'amaigrissement.

A l'entrée : état général médiocre. Poids : 64 kilog. 650.

A gauche : quelques râles inspiratoires inconstants au

sommet. — En avant, légère rudesse sans bruits anormaux.

A droite : foyer de râles fins inspiratoires dans la fosse sus-épineuse. — Quelques craquements inconstants dans la fosse sous-épineuse. — En avant : quelques bouffées de râles sous-crépitants sous la clavicule.

Vibrations augmentées.

Le 7 mars 1901 : 75 kilog. 700. Bon état général. — A gauche : mêmes signes sauf que les râles sont plus fugaces avec retentissement de la voix à leur niveau. A droite : quelques craquements disséminés après la toux en arrière. Rien en avant.

OBSERVATION XXXVIII. (Dr Dumarest.)

Sclérose disséminée bilatérale, plus accusée à droite.
— Troubles digestifs antérieurs d'où amaigrissement.
— Disparition au sanatorium, d'où augmentation de
13 kilog.

Br... Françoise, 26 ans, domestique, entrée le 23 novembre 1900, sortie le 8 mars 1901.

Constitution vigoureuse. En octobre 1898, apparition de la toux jusqu'en janvier 1899, en même temps légère perte des forces mais conservation de l'appétit et pas d'amaigrissement. — Rétablissement jusqu'en juillet 1900 où la toux revint plus forte. En même temps anorexie absolue, sueurs nocturnes, dyspepsie intense.

A l'entrée : toux et expectoration modérées. Appétit assez bon, digestions pénibles, constipation opiniâtre. Poids : 51 kilog. 775.

A droite : expiration prolongée, un ou deux craquements après la toux dans les fosses sus et sousépineuses.

A gauche : obscurité et rudesse sans râles proprement dits. — En avant, quelques craquements lointains au-dessous de la clavicule.

Le 7 mars : 63 kilog. 350. — Les troubles gastriques se sont beaucoup améliorés. L'état général est excellent. Il n'y a plus que de l'obscurité et de la rudesse au sommet droit sans râles et rien à gauche.

4

III.

Malades n'ayant pas présenté d'amaigrissement, les troubles digestifs ayant manqué.

OBSERVATION XXXIX. (Dr Mouisset.)

Tuberculose pulmonaire très ancienne à marche très lente.— Appareil digestif toujours bon.— Hémoptysies à 20 ans : le malade a actuellement 76 ans et n'est pas un pulmonaire.

N... Antonin, 76 ans, commerçant, salle Saint-Paul, n° 2, hospice du Perron. — Entré en octobre 1889.

Le malade prétend avoir été toute sa vie délicat et sujet aux bronchites. Pas d'alcoolisme. Il ne faisait, dit-il, aucun excès car il n'aurait pu le supporter. A l'âge de 23 ans, il a eu une hémoptysie qui l'a arrêté pendant 27 jours. Il n'a pas eu d'autre période de sa vie où il ait été malade. Depuis 3 ans il tousse beaucoup chaque hiver. Il y a 2 ans, il eut au cours d'une bronchite de légères hémoptysies. Depuis 1 an ou 2, il s'essouffle facilement.

A l'entrée : bon état général. Fonctions digestives normales, elles l'ont d'ailleurs toujours été et le malade s'est toujours bien nourri.

A gauche : râles sous-crépitants assez forts et assez nombreux au-dessous de la clavicule. On en entend également à la partie moyenne, plus gros et plus disséminés. Rien aux bases.

OBSERVATION XL. (D' Mouisset.)

Tuberculose ayant débuté depuis un an, sans période aiguë avec conservation d'un bon état général. — Granulie récente ayant entraîné la mort.

Br... Maria, 16 ans, cravatière, salle Sainte-Clotilde, n° 18, entrée le 10 décembre 1898.

Excellente santé jusqu'à l'année dernière où la toux est apparue et n'a jamais cessé depuis. Mais sa santé ne s'était en rien altérée, elle ne maigrissait pas et aurait au contraire plutôt engraissé, l'appétit était bon, les digestions excellentes. Il y a 15 jours : frissons, fièvre, grande sensation de faiblesse, anorexie.

A l'entrée ; l'état général n'est pas mauvais, la malade est un peu amaigrie et se sent très faible. L'anorexie persiste, absolue, mais les digestions sont toujours bonnes. Pas de douleurs gastriques. Depuis 5 ou 6 jours, diarrhée très claire assez abondante.

Râles soufflants et sibilants de bronchite dans les deux poumons, avec au sommet droit : pôt fêlé et gargouillement.

Le 26 décembre. — L'état général qui jusqu'à ces derniers jours s'était maintenu bon, s'est considérablement aggravé depuis deux ou trois jours. Dyspnée intense. Cyanose des extrémités. La malade continue à manger de bon appétit et ne se rend pas compte de son état.

Mort le 29. — Les deux poumons sont trouvés, à l'autopsie, farcis de granulations récentes.

OBSERVATION XLI. (Dr Meyer, de Leysin.)

*Pas de troubles digestifs antérieurs : pas d'amaigrisse-
ment. — Amélioration au sanatorium, le poids restant stationnaire.*

B..., 53 ans, entré le 13 juin 1900, sorti le 14 août 1900.
Taille : 1 m. 53 ; poids à l'entrée : 62 kilog. 400. Pas d'antécédents. Bien portant jusqu'en novembre 1899. Dès lors
rhumes, toux. Pas d'amaigrissement. En mai, M. Leclerc
trouve des signes au sommet droit.

A l'entrée : à droite : rudesse, expiration prolongée, quelques râles peu distincts dans la fosse sus-claviculaire.

Le 6 juillet. — Respiration presque soufflée au sommet.
Quelques craquements.

Le 17 août : 61 kilog. 200.

OBSERVATION XLII. (Dr Jonnart.)

*Pas d'amaigrissement antérieur. — Jamais de troubles
digestifs.*

R..., Louise, 22 ans, entrée le 20 juillet 1901.

Constitution plutôt délicate. Bronchite il y a quatre ans ;
depuis, toux irrégulière. Il n'y a jamais eu de troubles
digestifs autres que des irrégularités de l'appétit. Poids :
42 kilog. 600.

A l'entrée : anémie, peu de toux, pas de troubles digestifs.

A gauche : rudesse, frottements et quelques craquements
dans les fosses sus et sous-épineuses. En avant quelques
râles, très inconstants sous la clavicule.

A droite : rudesse et frottements.

Le 20 septembre : 44 kilog. 425. — Bon état général.

A gauche, les craquements ont disparu en arrière. A droite ;
mêmes signes.

OBSERVATION XLIII. (D' Jonnart.)

Pas d'amaigrissement antérieur, car pas de troubles digestifs.

J.-C..., Eugénie, 25 ans, entrée le 21 juillet 1901.

Tousse, sans autres signes, depuis deux ou trois ans, sans pouvoir préciser. Il y a un an, hémoptysie abondante, renouvelée il y a quatre mois. A toujours conservé son appétit et n'a pas maigri.

A l'entrée : bon état général, poids : 52 kilog.

A droite : rudesse, quelques râles superficiels sous l'aisselle. A gauche : râles fins sur toute la hauteur, en avant et en arrière, de calibre divers.

Le 29 septembre : 56 kilogr. 400. — Bien que les signes pulmonaires soient stationnaires, le poids a augmenté malgré l'apparition de quelques troubles digestifs : vomissements non provoqués par la toux, de suite après le repas, deux à trois fois par semaine, pendant le mois d'août seulement.

OBSERVATION XLIV. (D' Jonnart.)

Tuberculose du lobe supérieur. — Type bronchique. — Pas d'amaigrissement notable antérieur : jamais de troubles digestifs. — Pas d'augmentation de poids au sanatorium : diarrhées passagères.

D..., Charles, 17 ans, marin, entré le 7 mai 1901.

Mère morte tuberculeuse. Constitution vigoureuse. En avril 1900 : trois hémoptysies assez abondantes, sans signes prémonitoires qu'un léger amaigrissement. En novembre, début de la toux et de l'expectoration. Pas d'autres troubles digestifs qu'un peu d'inappétence. Séjour à Pau : amélioration de l'état général. Poids normal : 59 kilog.

A l'entrée : état général assez bon, appétit régulier, bonnes digestions, de temps en temps diarrhée. Poids : 59 kilog. 300. A gauche : rudesse, quelques sibilances en arrière, respirations bronchiques en arrière, râles crépitants fins dans la fosse sus-claviculaire, râles humides aux deux temps dans le reste du poumon en avant. En arrière, dans les deux tiers supérieurs : respiration recouverte par de gros râles humides.

Le 19 septembre : 58 kilog. 450. — Durant le séjour a présenté trois ou quatre fois par mois, à la suite d'excès de lait, le soir, quatre ou cinq selles, de 11 heures à 4 heures.

OBSERVATION XLV. (Dr Jonnart.)

Induration du sommet droit. — Pas d'amaigrissement antérieur : pas de troubles digestifs. — Augmentation de 8 kilog. en neuf semaines.

P..., Jean-Marie, 26 ans, cultivateur, entré le 7 juillet 1901.

Constitution délicate. Taille : 1 m. 69, poids normal : 60 kilog. Jamais de perte de l'appétit ni de troubles gastriques. Un peu de constipation depuis le début : teint jaunâtre. Pas d'amaigrissement avant l'entrée.

A l'entrée : bon état général, toux et expectoration modérées. Poids : 59 kilog. 275.

A droite : obscurité et frottements dans les fosses sus et sous-épineuses. Rudesse en avant.

A gauche : mêmes signes.

Le 21 septembre : 67 kilog. 100. — Il n'y a pas eu d'autres troubles digestifs que de l'intolérance pour le lait, dont l'ingestion provoque une selle immédiate.

IV.

*Malades ayant augmenté de poids malgré des troubles
digestifs persistants.*

OBSERVATION XLVI. (D' Dumarest.)

*Forme bronchique. — Poussée fibro-caséeuse du lobe supé-
rieur droit. — Hyperchlorhydrie paroxystique. —
Augmentation de poids (17 kilog.) malgré les troubles
digestifs qui finissent par disparaître. — Neurasthénie
antérieure.*

G.., Giovani, 32 ans, sans profession, entré le 22 septembre 1900, sorti le 29 avril 1901.

A 10 ans, bronchite de longue durée. Santé délicate
depuis. A 18 ans, quelques crachats sanglants à la suite de
surmenage. Il n'y avait pas d'amaigrissement à cette époque, le malade dit même que c'est à cet âge qu'il était le
plus vigoureux. A 22 ans : neurasthénie, amaigrissement.
Hémoptysies en 1892, 1894, 1899. Pendant cette période :
anorexie, perte des forces, amaigrissement considérable.

A l'entrée : état général assez bon, poids, 56 kilog. 850.
Appétit très bon de même que la digestion.

A gauche : craquements humides dans la fosse sus-épineuse ; quelques râles sous-crépitants après la toux. En
avant, inspiration soufflante et saccadée, expiration prolongée sans autres bruits.

A droite : râles humides assez gros dans la fosse sus-épineuse ; gros râles muqueux inspiratoires assez soufflants
sous la clavicule, plus fins vers l'aisselle.

Le 29 septembre : 59 kilog. 130 : hyperchlorhydrie persis-
tante momentanément calmée par le bicarbonate ; appétit et
sommeil bons.

Le 10 octobre : 66 kilog. 830. Les troubles digestifs persistent toujours un peu douloureux. Bon état général.

Le 26 octobre : les fonctions digestives sont bonnes à présent.

Le 9 novembre : 63 kilog. 550.

Le 26 décembre : 67 kilog. 725 : l'appétit reste bon mais la digestion est un peu pénible et provoque de l'acidité.

Le 20 mars : 73 kilog. 575. L'appétit et la digestion restent bons depuis le 12 janvier.

Le 28 avril : 74 kilog. 600. Excellent état général ; très notable atténuation des signes sthétoscopiques. — Evolution scléreuse.

OBSERVATION XLVII. (Dr Jonnart.)

Augmentation de 7 kilog. en 3 mois malgré la persistance des troubles digestifs. — Amaigrissement antérieur dû à troubles gastriques.

B..., Jean, 30 ans, entré le 27 janvier 1901, sorti le 27 avril 1901.

Mère morte tuberculeuse.

En juin 1898, commence une période où, à la suite d'une hémoptysie, survinrent des troubles gastriques avec amaigrissement sans toux ni expectoration. Aggravation en août dernier à la suite d'un surmenage (période de 28 jours)

A l'entrée : état général assez bon de même que l'appétit ; digestions parfois un peu pénibles, un peu de constipation ; toux et expectoration modérées. Poids : 56 kilog. 550.

A droite : obscurité, inspiration légèrement granuleuse dans la fosse sus-claviculaire sans autres bruits anormaux.

A gauche : mêmes signes.

Submatité et exagération des vibrations des deux côtés.

Le 26 avril : 63 kilog. 700. L'augmentation de poids s'est effectuée régulièrement malgré la persistance des troubles gastriques : digestions pénibles et lentes, renvois acides et phénomènes réflexes : éblouissements, vertiges, congestion de la face, palpitations : hyperacidité. L'appétit a toujours persisté et les selles sont toujours restées régulières.

CHAPITRE II.

———

Influence du système nerveux.

Immédiatement après les troubles digestifs, mais avec une bien moindre importance, se placent les troubles de nutrition d'origine nerveuse. Il s'agit ici, le plus fréquemment, de neurasthénie.

Celle-ci est souvent symptomatique d'un état général mauvais dont la cause peut échapper pendant longtemps à l'observation du médecin. Puis certains symptômes permettent de reconnaitre une localisation organique et parmi les diagnostics anatomiques qui succèdent à la constatation de simples troubles physiologiques, la tuberculose est certainement un des plus fréquents.

Mais à côté de cette forme de neurasthénie tuberculeuse, il faut reconnaître que certains états neurasthéniques, dont l'origine est autre, peuvent aboutir à la tuberculose.

C'est une loi générale qui prédispose les sujets atteints de déchéance nerveuse, à devenir la proie du bacille de Kock. C'est ainsi que Claude Bernard avait remarqué que parmi les animaux en expérience dans son laboratoire, ceux dont le système nerveux était en jeu, mouraient généralement tuberculeux. Ne voit-on pas également tous les jours, dans les hôpitaux, les ataxiques, les individus atteints de sclérose en plaques ou de tout autre affection chronique du système nerveux, être emportés finalement par la phtisie.

Il est évident qu'un neurasthénique dont les symptômes nerveux s'accompagnent de troubles gastriques, est un candidat à la tuberculose. Sa résistance à la maladie est diminuée pour deux motifs : il ne s'alimente pas et l'état de son système nerveux l'expose davantage à la contagion qui le menace. Ainsi les neurasthéniques de causes diverses et de date plus ou moins ancienne, sont exposés à devenir tuberculeux. Chez ces malades, l'amaigrissement peut être considérable et bien antérieur à l'apparition des signes de la tuberculose.

C'est le cas de plusieurs des malades dont nous donnons plus loin l'observation, particulièrement des numéros L, LI, LII, LIII. Chez d'autres, les troubles digestifs ne sont pas notés concurremment aux troubles nerveux, mais ceux-ci sont suffisants pour justifier l'amaigrissement constaté.

L'origine nerveuse des troubles de la nutrition est encore démontrée dans d'autres circonstances : un tuberculeux atteint de lésions légères, ignore la nature deson mal ; les troubles digestifs sont insignifiants et ne provoquent pas encore d'amaigrissement. Un jour une parole imprudente d'un médecin, une analyse bactériologique qui révèle la présence de bacilles, devient le point de départ d'un effondrement moral. En quelques jours le malade maigrit considérablement sans que l'on constate chez lui d'autres causes qu'une raison psychique qui agit par l'influence du moral sur le physique.

I.

Malades chez lesquels l'amaigrissement ou l'absence d'augmentation de poids par le traitement, doivent être attribués à la neurasthénie et aux troubles digestifs sous sa dépendance.

OBSERVATION XLVII. (Dr Jonnart.)

Neurasthénie et troubles digestifs. — Augmentation minime de un kilogramme en quatre mois.

Ch..., Philippe, prêtre, 26 ans, entre le 9 mai 1901, sorti le 7 septembre 1901.

Constitution vigoureuse, pleurésie il y a six ans. En août 1895 hémoptysie, un mois après perte des forces et de l'appétit, amaigrissement.

A l'entrée : peu d'amaigrissement : 68 kilog. 425, appétit assez bon, digestions difficiles, toux et expectoration modérées. L'état général laisse beaucoup à désirer, le malade a de fréquentes douleurs de tête et il lui arrive de pouvoir subitement à peine se tenir sur ses jambes. Certains aliments ne sont pas tolérés et les digestions toujours longues.

Le 20 mai : 68 kilog. 425, le malade se plaint de souffrir de la tête et de digérer mal. Après un interrogatoire plus approfondi il ne fait aucun doute que les accidents dont le malade se plaint sont dus à de la neurasthénie; douleur en casque, tremblements, lassitude des membres sans cause immédiate ni prochaine, sensations de vertige, défaut d'énergie physique et morale.

Le 30 juillet : 68 kilog. 275; appétit et digestion bons, tendance à la constipation, troubles nerveux très améliorés par l'hydrothérapie.

A gauche : inspiration granuleuse au-dessus de la clavicule et rude au-dessous; mêmes signes en arrière.

A droite : légère obscurité sans bruits anormaux.

Le 5 septembre : 69 kilog. 750; état général satisfaisant; la fatigue amène cependant quelques troubles locomoteurs: fléchissement des jambes. La fatigue cérébrale amène surtout une sensation de douleur, de poids sur la poitrine. L'appétit est régulier mais sans excès et les digestions toujours pénibles.

OBSERVATION XLIX. (Dr Jonnart.)

Neurasthénie et troubles digestifs persistants; pas d'augmentation de poids.

S..., Mathilde, 32 ans, entrée le 3 novembre 1900, sortie le 18 avril 1901.

Constitution vigoureuse; grossesse et accouchement en juillet 1899. En avril 1900 à la fin de l'allaitement perte de l'appétit, vomissements, toux sans expectoration, amaigrissement peu notable, puis amélioration en juillet à la campagne. Fin septembre les troubles gastriques réapparaissent suivis des autres signes généraux.

A l'entrée : état général bon, toux et expectoration modérées; poids : 62 kilog. 150.

A droite : quelques craquements sous la clavicule avec rudesse, en arrière petites bouffées de râles sous-crépitants disséminés avec quelques craquements près de la colonne ; plus bas obscurité avec quelques râles fins après la toux

Le 29 novembre : 62 kilog. 275. Signes manifestes de neu.
rasthénie : outre des tristesses survenant sans motifs, la
malade éprouve des douleurs névralgiques qui viennent et
s'en vont également sans raison ; douleur des talons per-
çue la nuit. De plus signes d'entérite muco-membraneuse :
envies soudaines d'aller à la selle sans résultat puis débâ-
cles. Appétit irrégulier ; répugnance pour la viande ; anorexie nerveuse à certains jours.

Le 23 janvier : 62 kilog. 075, persistance des troubles nerveux ; douleurs au niveau des coudes du colon qui durent
plusieurs jours.

Le 18 avril : 63 kilog. 500 ; une caverne s'est formée sous
la clavicule droite ; pas de bruits humides ; la toux a diminué depuis l'entrée ; jamais de température ; en somme amélioration de l'état général et légère de l'état nerveux.

OBSERVATION L. (Dr Jonnart.)

*Infiltration bilatérale ayant commencé à droite ; gros
amaigrissement antérieur ; neurasthénie ancienne et
troubles digestifs concomitants. Amélioration d'où augmentation de 7 kilog. en 3 mois.*

Pr..., Gabriel, 45 ans, entré le 18 septembre 1900, sorti le
15 décembre 1900.

Mère de tempérament nerveux. Toute la famille d'ailleurs porte le cachet du nervosisme ; enfance maladive ; le
malade était triste, souffrant de maux de tête au collège, à
10 ans attaque de convulsions violentes qui dura plusieurs
jours ; en 1880, neurasthénie ; la malade se retire à la campagne où il reste d'une façon définitive. Après plusieurs
saisons à Vichy, qui ne font aucun bien, le malade reste
chez lui en proie à un état nerveux qui ne l'a pas quitté. En
janvier 1899 grippe après laquelle la toux continua accom-
pagnée d'une température élevée ; l'appétit était conservé
et l'estomac fonctionnait à peu près. En mai séjour à la
campagne et amélioration. Hiver à Lyon où l'état général
est moins bon.

A l'entrée : amaigrissement : 54 kilog. 500: état général mauvais ; appétit conservé, mais digestions difficiles ; pas de température.

A droite : râles muqueux dans les fosses sus et sous-épineuses.

A gauche : respiration granuleuse en avant et en arrière.

Dilatation de l'estomac. L'intestin s'est mal comporté presque depuis l'enfance du malade : crises d'entéro-colite, muco-membraneuses probables; la constipation a été la règle pendant une grande partie de l'existence ; douleurs à l'hypocondre droit (colon transverse) ; maux de tête fréquents.

Le 17 octobre : bon état général : le malade éprouve un bien-être qu'il n'a pas ressenti depuis longtemps ; la constipation est toujours la règle ; la céphalée qui cède de temps en temps, revient cependant avec les moindres variations atmosphériques.

Le 12 décembre : 61 kilog. 550 : il ne reste plus que quelques petits craquements secs sous l'omoplate ; l'état général se maintient assez bon.

OBSERVATION LI. (Dr Meyer, de Leysin.)

Gros amaigrissement antérieur dû à ancienne dyspepsie et névropathie, ayant précédé la tuberculose.

Mme L..., 32 ans, entrée le 26 octobre 1900, sortie le 15 mars 1901.

Santé délicate de l'enfance ; à 16 ans 1/2 forte métrorrhagie ; puis maladie d'estomac assez grave (dilatation) avec régime sévère ; mariée à 22 ans : deux enfants, a souffert dès lors d'une métro-salpingite et de troubles gastro-intestinaux ; a beaucoup maigri, il y a 4 ans, à la suite d'une bronchite. Il y a 1 an, sans tousser beaucoup, s'est mise à cracher ; migraines depuis plusieurs années ; rein flottant.

A l'entrée : malade pâle, très nerveuse, très amaigrie ; taille 1m69 ; poids : 49 kilog. 700 ; toux et expectoration modérées, jamais d'hémoptysie, symptômes nerveux très accentués.

Signes d'infiltration au début aux deux sommets.

OBSERVATION LII. (D' Dumarest.)

Infiltration fibro-caséeuse des deux sommets. — Névropathie et troubles digestifs antérieurs : amaigrissement considérable. — Amélioration d'où augmentation de 6 kilog. en 3 mois.

G... Marie, 26 ans, entrée le 24 août 1900, sortie le 23 novembre 1900.

A 18 ans, anémie et névropathie. Bonne santé depuis. Il y a 2 mois : perte des forces; anorexie, vomissements non provoqués par la toux, diarrhée ; du côté du système nerveux grande émotivité.

A l'entrée : amaigrissement marqué : 48 kilog. 455 : appétit médiocre, digestions lentes et difficiles ; sensibilité diminuée aux membres supérieurs et à la moitié supérieure du tronc. Réflexes : rotulien exagéré, cornéen et pharyngien diminués, zône hystérogène sus-mammaire.

A gauche : obscurité au sommet, quelques rares craquements humides après la toux.

A droite : après la toux zône de râles fins inspiratoires assez confluents.

Le 29 septembre : 49 kilog. 050 : insomnie, appétit médiocre, état névropathique très accusé.

Le 22 novembre : 54 kilog. 400 : état général meilleur, plus de râles à gauche.

OBSERVATION LIII. (D' Mouisset.)

*Surmenage physique et moral pendant 6 ans. — Etat
neurasthénique avec atonie gastro - intestinale. —
Amaigrissement de 15 kilog.*

L..., Eugène, tonnelier, 32 ans, salle Saint-Jean, n° 24,
entré le 21 juin 1898.

Il y a 3 ans, à la suite d'ennuis et d'excès de travail (depuis
6 ans il est soumis à un surmenage à la fois physique : travail très pénible, et moral : responsabilité considérable qui
paraît lui avoir pesé particulièrement) ; il a ressenti des
maux de tête accompagnés d'une sensation de lassitude
générale. En même temps diarrhée intermittente (toutes les
trois semaines) ; glaires et muco-membranes. A ce moment
le caractère est devenu violent, emporté, sujet aux idées
noires, pleurant et riant malgré lui. Néanmoins il avait pu
continuer son travail. L'année dernière, au mois de juin, il
a dû le cesser : il avait maigri beaucoup ; 15 kilog., son teint
était terreux et il était très faible.

A l'entrée on ne porte pas de diagnostic anatomique à ce
moment ; on envoie le malade à Longchêne

Le 14 juillet 1900 : le malade rentre pour une pleurésie
gauche ; les troubles neurasthéniques persistent : céphalée,
rachialgie, asthénie, inaptitude au travail.

Le 27 mai 1901 : le malade revient se plaignant d'une
recrudescence des troubles gastro-intestinaux qu'il a eus
antérieurement.

Signe de pleurésie droite : sommet douteux.

OBSERVATION LIV. (Dr Mouisset.)

*Bronchites à répétition avec hémoptysie depuis 4 ans.
— Névropathie ; dysphagie et aphonie sous sa dépendance.*

Tr..., Marie, 32 ans, ourdisseuse, salle Sainte-Clotilde, n° 43 ; entrée le 13 juin 1899.

Il y a quatre ans, toux et hémoptysie qui reparurent il y deux ans plus abondantes. — Depuis, elle a dû, tous les hivers se mettre au lit pour sa bronchite.

A l'entrée : la malade dit avoir maigri depuis quelque temps ; l'appétit est assez bon, mais la déglutition est difficile. — Cette dysphagie remonte à un mois. — Les digestions sont pénibles, s'accompagnant de pesanteur et de régurgitations amères et acides. — Vomissements tous les deux ou trois jours.

Aux poumons : rudesse de l'inspiration et expiration prolongée aux deux sommets.

Système nerveux : sensation de constriction à la gorge à l'occasion des émotions et autres stigmates hystériques.

II.

Malades chez lesquels l'amaigrissement doit être attribué à l'action du système nerveux.

OBSERVATION LV. (Dr Meyer, de Leysin.)

Amaigrissement antérieur considérable, dû à neurasthénie. — Amélioration au sanatorium, d'où reprise de 11 kilog. en deux mois.

M. B..., 39 ans, entré le 10 juillet ; sorti le 3 septembre 1901.

Père mort tuberculeux. — Bronchite ou pleurésie à l'âge

de 12 ans, guérie et bonne santé depuis. — Neurasthénie depuis 10 ans environ. — Tousse depuis cinq semaines seulement. — Expectore un peu le matin, pas d'hémoptysie ni de température. — Amaigrissement considérable ; le malade est grand, pâle et maigre ; taille, 1 m. 80 ; poids, 60 kilog. 800.

Au sommet droit : râles sous-crépitants fins en avant et en arrière.

Le 15 juillet : 63 kilog. 300. — Mieux sensible de l'état général.

Le 27 août : plus de craquements. — Rudesse.

Le 3 septembre : 71 kilog. 400.

OBSERVATION LVI. (Dr Meyer.)

Gros amaigrissement antérieur dû à neurasthénie.

Mme H..., 33 ans, entrée le 15 septembre 1900, sortie le 15 octobre 1900.

Pas d'antécédents héréditaires.

Personnellement, deux fausses-couches.

Depuis sept ans, grand chagrin à la suite de la mort d'un enfant auquel la malade attribue son amaigrissement continuel. — Pas de sommeil.

Début de la toux en novembre 1899 ; un peu d'expectoration quelques mois après.

A l'entrée : toux rare, pas d'expectoration ; légère hémoptysie en février dernier.

A droite : matité au sommet ; respiration affaiblie, ni râles ni craquements.

OBSERVATION LVII. (Dᴿ Dumarest.)

Forme fibro-caséeuse disséminée, bilatérale à tendance fibreuse. — Amaigrissement antérieur de 8 kilog, en cinq mois. — Neurasthénie. — Pas de troubles digestifs.

S..., Charles, cultivateur, entré le 31 juillet 1901.

Constitution assez vigoureuse : taille 1 m. 65 ; poids normale 73 kilog. — Pleurésie, au régiment, bien guérie. — En septembre 1900, début de la toux et de l'expectoration ; perte des forces ; inappétence peu marquée ; digestions bonnes, mais soucis, inquiétudes, insomnies, cauchemars, qui expliquent que de septembre 1900 à mars 1901, il ait passé de 73 à 65 kilog. — A partir de mars, reprise progressive du poids jusqu'à l'entrée.

A l'entrée : bon état général ; pas de troubles digestifs ; poids : 70 kilog. 225.

A gauche : obscurité et quelques craquements inconstants en arrière. — A droite : craquements sans fixité en arrière et en avant.

Le 19 septembre : 76 kilog. 650. — Jamais de température. — Bon état général.

CHAPITRE III.

Influence propre de la tuberculose.
Rôle des toxines.

Cette cause est peut-être la plus rare dans les cas
de tuberculose pulmonaire chronique. Ce qui précède
prouve que, contrairement à l'opinion en cours, beaucoup d'autres causes agissent.

L'expérimentation pourrait, à première vue, pa-
raître en contradiction avec ce que nous avançons :
« Si l'on injecte, dit Grancher, dans la veine de
l'oreille d'un lapin une seringue de Pravaz d'une
culture tuberculeuse sur gélatine délayée dans du
bouillon... l'animal, si la culture est fraîche, meurt
en 12 à 15 jours et ses organes ne portent pas trace
de tubercules apparents... L'animal a succombé avec
un amaigrissement rapide survenu dans les derniers
jours et pouvant atteindre le quart ou le tiers de
son poids total; il a succombé à une tuberculose
infectieuse qui n'a pas laissé le temps aux tubercules
de se former ou d'apparaître. »

Nous ferons observer qu'il s'agit ici de tuberculose aiguë, et nous n'envisageons dans ce travail que ce qui se produit dans la tuberculose chronique. Et comme résultats expérimentaux en faveur de notre opinion nous citerons ceux de Küss. Cet expérimentateur est arrivé à ce résultat paradoxal : « Chez les cobayes inoculés de tuberculose point trop violente, une longue période s'écoule pendant laquelle l'animal augmente de poids bien que le chancre d'inoculation soit constitué, le système lymphatique envahi et que les organes internes commencent à se prendre. »

Et il cite à l'appui des augmentations notables de poids obtenues chez une série de cobayes inoculés avec du pus d'abcès froid.

De leur côté, Messieurs Lannelongue, Achard et Gaillard dans une série d'expériences touchant l'influence de l'alimentation sur l'évolution de la tuberculose constatent que : « La perte de poids éprouvée par les cobayes depuis l'époque de l'inoculation jusqu'à leur mort était bien moins l'effet de 'infection tuberculeuse que des conditions artificielles introduites dans l'expérience pour accroître les dépenses et amoindrir les recettes de l'organisme infecté. »

Et faisant remarquer que chez l'homme tuberculeux il en est vraisemblablement de même ils concluent en disant : « Il y a tout lieu de penser que l'amaigrissement résulte bien plutôt des troubles nutritifs indirectement engendrés par la maladie, notamment des troubles de l'alimentation, que de l'infection elle-même. »

Certains faits cliniques de leur côté montrent bien que l'influence des toxines seule ne suffit pas à produire l'amaigrissement: Dans certains cas une première hémoptysie, accident isolé, précède de plusieurs années les signes sthétoscopiques de la tuberculose. A l'occasion de l'accident initial et dans les années qui suivent le malade n'accuse pas de troubles diges·tifs, l'état général continue à rester excellent. Cependant l'affection ne fait que sommeiller, l'infection tuberculeuse existe toujours quoique ne se révélant par aucun signe fonctionnel. Et lorsque plus tard la tuberculose s'est confirmée et ouverte, la question se complique, les infections secondaires sont là qui multiplient les toxines et l'on ne peut sincèrement plus attribuer aux seules toxines bacillaires les signes constatés.

D'autre part enfin certains faits, à vrai dire exceptionnels, mais qui n'en existent pas moins viennent nous montrer la possibilité de l'arrêt de l'amaigrissement et même de l'augmentation de poids malgré l'évolution de la tuberculose. Ici se place la question des phtisiques gras. Nous ne voulons pas refaire l'histoire de ces cas paradoxaux et nous renvoyons pour plus de renseignements à la thèse de Martin, de Lille, inspirée par le professeur Lemoine. Mais le seul fait de l'existence de ce genre particulier de tuberculeux prouve bien que, si des lésions pulmonaires étendues peuvent évoluer jusqu'à la fin chez un sujet conservant un embonpoint souvent exagéré, c'est que les toxines bacillaires n'ont qu'un rôle bien effacé dans la production de l'amaigrissement.

Nous n'allons pas cependant jusqu'à nier qu'elles n'en aient un et nous reconnaissons qu'il est des cas où l'on ne peut expliquer l'amaigrissement qu'en ayant recours à leur action. (Nous en citons deux observations). Mais combien plus rares que ceux où, soit les troubles digestifs, soit l'influence du système nerveux, suffisent à le justifier.

OBSERVATION LVIII. (D' Dumarest.)

Forme fibro-caséeuse lobulaire, ulcéreuse du côté gauche. — Anémie spécifique. — Jamais de troubles digestifs. — Gros amaigrissement antérieur. — Augmentation de poids insignifiante au sanatorium.

Ch..., J.-M., 19 ans, ébéniste. Entré le 22 Juin 1901.

Pas d'antécédents héréditaires. Personnellement, constitution assez vigoureuse.

Début en septembre 1900, par sueurs nocturnes, anémie, amaigrissement malgré la conservation de l'appétit et absence complète de troubles digestifs. En novembre, hémoptysie assez abondante qui se renouvelle en février 1901. A partir d'avril 1901, amélioration progressive : le malade reprend 6 kilog. et arrive à 63 kilog. au moment de son entrée au sanatorium. Son poids en état de santé étant de 68 kilog., il avait donc perdu 11 kilog. de septembre 1900 à avril 1901 et cela sans troubles digestifs.

A l'entrée (22 Juin 1901), poids : 63 kilog. 675. Etat général assez bon. Muqueuses décolorées. Toux et expectoration modérées.

Appétit et digestions bons.

Submatité au sommet gauche.

A droite : respiration normale.

A gauche : obscurité, quelques bruits bronchiques aux

deux temps ; à la base frottements et râles fins superficiels ; en avant, souffle sec, quelques craquements retentissants ; retentissement vocal exagéré.

Lé 27 : 63 kilog. 950.

Le 8 juillet : état général meilleur. Toux et expectorations diminuées. Appétit et digestion bons.

Le 11 : 64 kilog. 500. Le 27 : 65 kilog. 525.

Le 6 août : état général toujours en progrès. Anémie notablement diminuée.

Le 22 : 66 kilog. 675. Le 5 septembre : 67 kilog. 250.

Le 16 : bon état général. Les signes stéthoscopiques ont sensiblement diminué.

Le 19 : 66 kilog. 525.

Le 30 : appétit satisfaisant. Digestions bonnes.

OBSERVATION LIX (Dr Dumarest.)

Forme fibro-caséeuse bilatérale plus étendue à gauche. — Anémie spécifique. — Névropathie secondaire. — Amaigrissement de 8 kilog. que ne justifient pas des troubles gastriques légers.

F..., Marguerite, 20 ans, employée. Entrée le 5 août 1901.

Début en novembre 1900 par l'amaigrissement sans autres signes, l'appétit, la digestion et les fonctions intestinales restant excellents. La malade qui était anémique depuis l'âge de 15 ans, vit ses couleurs disparaître en même temps que s'établissaient des sueurs profuses. Pendant l'hiver 1900-1901, surmenage marqué, mais bonnes conditions d'hygiène. En juin 1901, légers troubles gastriques : pesanteurs après les repas, jamais de vomissements.

Perte complète du sommeil ayant duré jusqu'à il y a quinze jours. Céphalalgie : douleur en casque. Les troubles gastriques n'ont pas eu une grande influence sur l'amaigrissement qui s'était produit avant leur apparition et qui n'a pas progressé notablement depuis qu'ils existent. Jamais de température. Toux et expectoration depuis trois mois.

A l'entrée : appétit conservé, digestion bonne, sommeil agité. Submatité au sommet gauche. — A droite : obscurité et quelques bruits bronchiques dans la fosse sus-épineuse; en avant, rudesse et obscurité sans bruits anormaux.

Vibrations augmentées en avant, normales en arrière.

A gauche : râles sous-crépitants inspiratoires dans les deux fosses sus et sous-épineuses; en avant, quelques rares bruits irréguliers, non influencés par la toux.

Le 7 août : 52 kilog. 775.

Le 21 : 52 kilog. 150. Etat général médiocre.

Points de côté.

Le 4 septembre : 54 kilog. 450. Appétit et digestion bons, meilleur état général.

Le 18 : 56 kilog. 425. — Appétit et digestion bons; l'état général va en s'améliorant. Mêmes signes pulmonaires.

Comme nous l'avons dit plus haut, nous n'avons envisagé ici que les formes chroniques de tuberculose pulmonaire. Et, s'il n'y a pas toujours de corrélation exacte et directe entre l'amaigrissement et les troubles digestifs, c'est surtout en dehors des formes chroniques qu'on en rencontre des exemples. Certaines tuberculoses aiguës, en effet, ne font pas maigrir par elles-mêmes parce qu'elles n'entraînent pas de troubles digestifs. Mais s'il s'agit de formes aiguës fébriles l'amaigrissement peut se produire sans troubles digestifs. Ce qui se passe dans la granulie en est un exemple frappant : on y assiste le plus souvent à un amaigrissement rapide et cependant les troubles digestifs peuvent manquer.

Cela prouve également que l'action des toxines tuberculeuses sur les voies digestives n'est pas constante même dans les formes aiguës les plus infectieuses. Et c'est de ces formes que parlait Lasègue quand il conseillait de chercher la tuberculose chez tout malade qui conservait son appétit et de bonnes digestions malgré des températures élevées.

En voici une observation à l'appui.

OBSERVATION LX. (D' Mouisset, clientèle privée.)

Amaigrissement sans diminution de la ration alimen-
taipe. — Influences des toxines tuberculeuses et de la
fièvre. — Au moment de l'amaigrissement le malade
ignorait le diagnostic : pas de neurasthénnie émotive.

M. X..., étudiant en droit, 20 ans. En novembre 1900, première hémoptysie suivie depuis d'une légère expectoration purulente le matin. Jamais de troubles digestifs. Au printemps le malade continue ses occupations habituelles, il n'éprouve aucun trouble digestif, l'appétit n'a pas diminué, cependant il maigrit et perd 8 kilog. 500 en deux mois environ. Il est probable d'après les renseignements obtenus que le malade était fébricitant pendant cette période. Au mois de juin nouvelle hémoptysie suivie d'une période fébrile. Le malade est mis au lit et à la diète lactée pendant quarante jours (deux à quatre litres par jour). Même pendant cette période les fonctions digestives ne sont pas troublées, le malade croit qu'il aurait toujours mangé avec le même appétit si le médecin traitant ne l'avait pas mis à la diète.

En septembre, après deux mois et demi passés à la campagne, le malade a repris 6 kilog. 500 en mangeant suivant ses habitudes antérieures. Toujours pas de troubles digestifs.

Au point de vue pulmonaire les signes de congestion dominent dans la moitié supérieure du poumon droit accompagnés de quelques râles. Au-dessous c'est l'obscurité qui domine.

Augmentation de poids.

La pathogénie de l'amaigrissement ainsi établie, il nous est facile de conclure aux moyens de lutter contre lui. Et nous voyons ici que si la cure hygiéno-diététique produit de magnifiques résultats au point de vue de l'augmentation de poids c'est qu'elle réunit toutes les conditions requises pour entreprendre une lutte victorieuse contre les principales causes de l'amaigrissement.

Les troubles digestifs, tout d'abord, sont le plus souvent rapidement améliorés et disparaissent même complètement. Le plus fréquent et le plus important d'entre eux, l'inappétence, est notamment celui qui disparaît le plus constamment. Sous l'action d'un air plus vif à laquelle se joint la disparition des causes de déperdition obtenue par le repos forcé, l'appétit ne tarde pas à reparaître ou à augmenter s'il existait encore. Le malade se met à manger et si, comme l'a dit Peter, « il faut entourer l'estomac du tuberculeux de soins pieux », c'est au sanatorium qu'il est sûr de les trouver les mieux comprix. Ici, pas d'abus des médicaments ; plus de potions calmantes contre la toux qu'une discipline bien entendue arrive à diminuer beaucoup sinon à la faire complètement disparaître ; plus d'amers pour exciter l'appétit qui n'a besoin de nulle excitation ; mais en place une alimentation choisie, une table soignée, une régularité dans les repas dont souvent le malade manquait auparavant.

Toutes choses dont l'estomac se félicite, s'il est permis de s'exprimer ainsi.

Le malade mangeant bien, digérant bien, utilise vraiment les aliments ingérés et l'augmentation de poids ne tarde pas à venir remplacer l'amaigrissement antérieur.

Nous éliminons ici un moyen artificiel d'obtenir l'augmentation de poids qui a joui d'une grande vogue à l'époque de son apparition mais que les cliniciens paraissent actuellement ramener à de justes limites. Nous voulons parler de la suralimentation dont Debove s'était fait le promoteur.

Elle n'est plus guère employée dans les sanatoria, du moins dans sa forme primitive, et nous partageons pleinement l'opinion de Grancher quand, après avoir attiré l'attention sur la fragilité de ces résultats rapidement acquis, il formule ainsi son opinion : « le phtisique a besoin d'être suralimenté, c'est-à-dire d'équilibrer son budget de nutrition avec un surcroît de recettes. Mais ce surcroît doit être modéré et il doit être réglé pour chaque malade... Ce qui importe c'est d'utiliser toutes les forces de digestion et d'assimilation mais de ne pas les dépasser... Ce qui importe c'est de compter plus encore avec la densité des tissus, avec l'état des forces, qu'avec la pesée pour apprécier la marche de la guérison... Ce qui importe en somme c'est de ne pas confondre la sura-limentation avec l'alimentation forcée, ce qui n'est pas du tout la même chose. »

A côté de cette action sur le tube digestif la cure de repos et d'isolement (nous entendons le mot isolement dans le sens de changement de milieu et non dans son sens littéral auquel il est souvent pris à tort) agit parallèlement sur le système nerveux. Et c'est avec juste raison que Detweiler signale « l'analogie de la cure par l'air et le repos avec le traitement bien connu de Weir Mitchell dans les névroses par épuisement. »

L'état psychique du malade de son côté jouait chez lui un rôle considérable : un malade déprimé, inquiet, mal convaincu de la possibilité de la guérison, souvent découragé, était un bien mauvais sujet pour le médecin. Au sanatorium, le voisinage d'exemples d'amélioration et de guérison, les encouragements du médecin arrivent à lui donner confiance dans l'avenir. Son état mental ne tarde pas à s'améliorer et cette stimulation nerveuse ne peut manquer de retentir sur la nutrition de tout l'organisme.

Toutes ces considérations sont amplement justifiées par les résultats que, après bien d'autres, nous apportons à l'appui. Cette étude de l'augmentation de poids chez les tuberculeux pourrait donner lieu à de plus étendus développements. Ils ont fait l'objet d'une thèse (1) parue pendant que nous nous occupions de ce travail ; aussi est-ce à elle que nous renvoyons pour plus ample informé.

Il est certains faits cependant sur lesquels nous croyons utile d'insister.

Au cours de nos recherches nous avons rencontré un certain nombre de malades qui, vis-à-vis des causes de déperdition aussi bien que d'augmentation de poids, ne se comportaient pas comme la généralité. Et, opérant entre eux un rapprochement, il nous a paru remarquable que ces faits s'observaient particulièrement dans certaines formes pleurogènes de tuberculose.

Nous citons à l'appui 13 observations.

Une partie de ces malades n'avaient pas maigri avant leur entrée au sanatorium, ils étaient généralement doués d'un embonpoint au-dessus de la moyenne et, chose remarquable, l'avaient conservé malgré la présence de lésions anatomiques souvent assez marquées. — Voir les observations LXII, LXIII, LXIV, LXV, LXVII, LXVIII.

D'autres avaient maigri auparavant, d'un petit nombre de kilog. le plus souvent, quelquefois d'un nombre assez imposant ; mais tous ne tardaient pas à reprendre en moins de temps qu'ils n'avaient mis pour les perdre les kilogs manquants et parfois à dé-

passer de beaucoup le poids qu'ils avaient antérieu-
ment en pleine santé.

Tels sont les faits que nous avons observés sans
être encore capables d'en donner une explication
suffisante.

Voici ces observations :

OBSERVATION LXI. (D' Dumarest.)

*Forme scléreuse interstitielle à début pleural, bilaté-
rale, — Pas d'amaigrissement antérieur. — Augmentation de 11 kilog. en six mois. — Jamais de troubles digestifs.*

P..., Emile, 20 ans, employé ; entré le 25 août 1900, sorti
le 21 février 1901.

En juillet 1899, apparition de la toux et de l'expectoration.
— Pleurésie gauche ayant duré trois semaines. — Perte des
forces.

En juin 1900, après une période d'amélioration, réapparition de la toux avec température.

Diminution des forces quoique l'appétit fut conservé.
— Repos et amélioration de l'état général.

A l'entrée : état général assez bon, pas d'amaigrissement
sensible ; appétit et digestions bons. — Le 26 septembre,
poids : 53 kilog. 900.

A gauche : matité assez marquée ; obscurité presque complète dans toute la moitié supérieure du poumon ; en avant,
foyer de râles fins sous la clavicule ; en arrière, foyer de
râles fins au-dessous de l'épine de l'omoplate, près de la
colonne ; quelques bruits bronchiques disséminés dans le
reste du poumon.

A droite : un peu d'obscurité au sommet.

Le 16 : 59 kilog. — Appétit et état général bons.

Le 23 : 59 kilog. 710.

Le 30 : 60 kilog. 130. — Appétit, sommeil et digestions bons.

Le 7 octobre : 59 kilog 920.

Le 16 : appétit et digestions bons.

Le 9 novembre : 60 kilog. 950. — Toux et expectoration diminuent. — Bon état général.

Le 23 : 61 kilog. 700.

Le 30 : 62 kilog. 725. — Bon état général sous tous les rapports. — Mêmes signes pulmonaires.

Le 12 décembre : 61 kilog. 550.

Le 24 janvier 1901 : 65 kilog. 675. — L'état général se maintient excellent.

Le 7 février : 65 kilog. 900. — Bon état général.

A gauche : matité et obscurité complète. — Pas de bruits anormaux, sauf quelques râles fins en avant ; vibrations plu-tôt augmentées.

A droite : respiration emphysémateuse ; pas de bruits anormaux. — Vibrations normales.

OBSERVATION LXII. (Dʳ Dumarest.)

Forme pleurogène localisée fibreuse des sommets, plus accusée à gauche. — Sclérose interstitielle légère, disséminée, prédominante à droite. — Embonpoint marqué. — Pas d'amaigrissement antérieur. — Augmentation de poids de 6 kilog. en trois mois,

P..., Joseph, 17 ans, plâtrier ; entré le 8 juin 1901, sorti le 1ᵉʳ septembre 1901.

Pas d'antécédents héréditaires.

Personnellement, constitution vigoureuse.

En mai 1900, apparition de la toux et de l'expectoration. — Perte des forces et de l'appétit ; sueurs nocturnes ; température vespérale.

En février 1901, séjour d'un mois à l'hôpital de Beaune, amélioration de l'état général.

A l'entrée : état général assez bon ; pas d'amaigrissement ; appétit et digestions bons ; ni diarrhée, ni constipation ; submatité à gauche.

A droite : obscurité et respiration granuleuse avec quelques craquements inconstants.

A gauche : frottements de la fosse sus-épineuse ; rudesse mais pas de râles.

Le 9 juin : 68 kilog. 650.

Le 11 juillet : 70 kilog. 100.

Le 31 août : 74 kilog. 550. L'état général s'est maintenu excellent pendant toute la durée du séjour.

A gauche : mêmes signes qu'à l'entrée.

A droite : obscurité et rudesse sans bruits anormaux.

OBSERVATION LXIII. (Dr Dumarest.)

Forme pleurogène droite congestive. — Envahissement pleural de la base gauche. — Embonpoint conservé. — Poids stationnaire.

M..., Marie, 31 ans ; entrée le 17 septembre 1900, sortie le 29 juin 1901.

Pas d'antécédents héréditaires.

Bonne santé habituelle. — Deux enfants. — Début pendant le dernier allaitement ; amaigrissement, perte des forces. — En décembre 1897, toux et expectoration pendant six mois avec amaigrissement notable. — Arrivée à Hauteville, elle y engraisse de 10 kilog. — Depuis deux ans, alternatives sans jamais cessation de la toux.

A l'entrée : embonpoint conservé ; bon état général et bonnes fonctions digestives ; toux fréquente ; expectoration abondante.

Submatité au sommet droit.

A gauche : quelques froissements pleuraux dans la fosse sus-claviculaire ; en arrière, obscurité avec bouffées de râles fins inspiratoires sous l'épine de l'omoplate.

A droite : râles sous-crépitants fins en avant; en arrière, râles sous-crépitants superficiels du sommet à la base.

Le 18 septembre : 63 kilog. 500.

Le 30 novembre : 66 kilog. 625; l'état général, l'appétit et les fonctions digestives sont restés excellents depuis l'entrée.

Le 1er décembre : légère poussée de température, diminution de l'appétit d'où :

Le 12 : 65 kilog. 915.

Le 18 : appétit médiocre, digestions pénibles, un peu de diarrhée, accentuation des signes pulmonaires.

Le 27 : 65 kilog. 050.

Le 2 janvier 1901 : appétit meilleur, digestions normales.

Le 20 février : 65 kilog. 700. Etat général excellent de même que l'appétit et la digestion.

Le 16 avril : 66 kilog. 200.

Le 15 mai : 64 kilog. 550, depuis un mois l'appétit est mauvais, les digestions pénibles. La toux et l'expectoration sont abondantes.

Le 22 : appétit et digestion meilleurs.

Le 29 : 65 kilog.

Le 16 août : état général bon, les signes stéthoscopiques ont peu varié, le poids est stationnaire, toutes les fonctions sont satisfaisantes.

OBSERVATION LXIV. (Dr Dumarest.)

Forme pleurogène : pleurésie ancienne droite, envahissement pleural gauche. — Embonpoint exagéré. — Pas de troubles digestifs. — Augmentation de poids de 5 kilog. en 3 mois.

F..., Marie, 45 ans, employée. Entrée le 6 septembre 1900. Sortie le 15 décembre 1900.

Bonne santé jusqu'au 20 janvier 1900. (Toutefois la malade s'enrhumait facilement l'hiver.) A ce moment pleurésie droite soignée par M. Chauffard. La malade qui avait maigri de 5 kilog, a engraissé à nouveau.

A l'entrée : bon état général, appétit médiocre, bonnes digestions, ni diarrhée ni constipation. Poids 83 kilog. 140. Le thorax est immobilisé, par des adhérences avec rétraction, à droite où l'on a de la submatité sur toute la hauteur, obscurité sans bruits anormaux en avant, craquements fins inspiratoires clairsemés en arrière.

A gauche : en arrière, inspiration rude au sommet, quelques froissements légers en descendant vers la base, quelques râles inspiratoires fins dans la gouttière costo-vertébrale qu'on retrouve en avant la clavicule.

Le 14 : 83 kilog.

Le 5 octobre : 85 kilog. 350. L'état général et les fonctions digestives sont excellents sous tous les rapports.

Le 9 novembre : 87 kilog. 550.

Le 14 décembre : 88 kilog. 525. L'état général est très bon sous tous les rapports. A gauche la respiration est pourtant un peu rude, soufflante, sans bruits anormaux.

A droite : obscurité marquée au sommet sans râles. La toux a complètement disparu.

OBSERVATION LXV. (Dr Dumarest.)

Forme pleurogène étendue d droite. — Infiltration discrète stationnaire du sommet gauche. — Obésité pendant la première partie du séjour, puis ulcération au début, troubles digestifs (hyperchlorhydrie); perte de 6 kilog.

C..., Auguste, 24 ans, tulliste. Entré le 29 novembre 1900, sorti le 20 juin 1901.

Pas d'antécédents héréditaires. Personnellement constitution vigoureuse. En novembre 1896, apparition de la toux et de l'expectoration sans pertes de forces, ni amaigrissement, ni sueurs nocturnes. Hémoptysies en décembre 1896 et 1897. En juin 1998, après un hiver mauvais, arrivée à Hauteville avec un amaigrissement de 2 ou 3 kilog. Au cours d'un séjour de 20 mois il engraisse de 9 kilog. Il y eut de temps en temps quelques poussées fébriles ainsi qu'une hémoptysie en décembre 1899. Départ d'Hauteville en avril 1900, il reste un mois à Lyon où il a deux poussées congestives avec température élevée. Séjour à la campagne sans incident jusqu'à la fin d'octobre. Depuis le commencement de novembre où il est revenu à Lyon il y a eu deux poussées congestives sans beaucoup de fièvre.

A l'entrée : l'état général est bon, l'obésité est assez marquée : 85 kilog. 350. L'appétit est bon, la digestion mauvaise (hyperchlorhydrie). Ni diarrhée, ni constipation.

A gauche : un ou deux craquements après la toux à l'extrême sommet. Vibrations plutôt diminuées. En avant expiration prolongée.

A droite : submatité dans toute la hauteur. Dans toute la moitié supérieure à l'inspiration râles secs sous-crépitants égaux superficiels peu modifiés par la toux, en avant on les retrouve un peu plus fins; vibrations peu ou pas augmentées.

Le 10 janvier 1901 : 85 kilog. 450. Etat général bon, stationnaire.

Le 7 février : il y a eu une légère poussée fébrile les trois dernières semaines.

Le 12 mars : l'appétit est médiocre, il y a toujours de l'hyperchlorhydrie.

Le 20 : 81 kilog. 725.

Le 19 avril : température élevée depuis quelques jours. Toux et expectoration abondantes. Mêmes signes à l'auscultation.

Le 15 mai : 78 kilog. 400.

Le 17 : l'état général reste bon malgré une déperdition progressive de poids. L'appétit est meilleur. La toux et l'expectoration ont un peu diminué.

Le 30 : 79 kilog. 800. L'état général reste bon. Il y a eu cette semaine une augmentation de poids coïncidant avec la suppression du bicarbonate de soude remplacé par l'eau alcaline artificielle. (L'amaigrissement était-il dû à la cachexie alcaline ?)

Le 13 juin : 78 kilog. 925. Auscultation stationnaire.

OBSERVATION LXVI. (Dr Dumarest.)

Forme pleurogène gauche. — Pas d'amaigrissement antérieur. — Embonpoint marqué. — Augmentation de 7 kilog. en trois mois.

A..., Hippolyte, 35 ans, entré le 24 janvier 1901, sorti le 24 avril 1901.

Bonne santé habituelle. Il y a deux ans sans signes prémonitoires hémoptysie violente, fébrile, qui obligea le malade à garder le lit trois semaines. Depuis la toux et l'expectoration n'ont pas cessé, le malade a toujours conservé son appétit tout en constatant une légère perte des forces. Les fonctions digestives ont été et continuent à être à peu près normales : quelques rares vomissements provoqués par la toux après les repas.

A l'entrée : l'état général est assez bon de même que les fonctions digestives, le poids est de : 66 kilog. 525.

A droite : emphysème.

A gauche : dans la fosse sus-épineuse, nombreux râles fins inspiratoires, disséminés, secs, non modifiés par la toux. Dans toute la hauteur jusqu'à la base râles sous-crépitants inspiratoires de plus en plus gros à mesure qu'on descend ; en avant : même râles.

Le 8 février : appétit meilleur, 67 kilog. 350.

Le 20 avril : 74 kilog. 200. L'état général est resté bon pendant tout le séjour ainsi que les fonctions digestives. La toux et l'expectoration ont diminué. Les signes stéthoscopiques sont stationnaires sauf à la partie moyenne du poumon gauche où les râles sous-crépitants ont disparu.

OBSERVATION LXVII. (Dr Dumarest.)

*Forme pleurogène bilatérale prédominante à gauche.
— Pertes et reprises rapides de poids antérieures au
séjour. — Obésité stationnaire.*

S..., Joseph, 30 ans, voyageur de commerce. Entré le
23 août 1900. Sorti le 5 juillet 1901.

Bonne santé antérieure. En avril 1898, début de la toux
accompagné d'un amaigrissement de 6 kilog. en deux mois.
sueurs profuses. Séjour dans le midi : reprise des 6 kilog.
Rechute en février 1899 : amaigrissement nouveau. Séjour
à la montagne, reprise de 8 kilog. Le malade paraît reprendre
ses occupations sans nouvel amaigrissement. Nouveau
séjour dans la montagne où il engraisse rapidement et
atteint 88 kilog.

A l'entrée : toux et expectoration modérées, appétit et
digestion excellents, obésité : 84 kilog. 810.

A droite : en arrière quelques râles fins sur divers points
au commencement de l'inspiration; respiration soufflante;
en avant quelques râles muqueux inspiratoires.

A gauche : en arrière sur toute la hauteur râles fins superficiels avec quelques frottements, mêmes signes en avant.

Le 5 octobre : 88 kilog. 470.

Le 19 décembre : 90 kilog. 375.

Le 27 juin 1901 : 87 kilog. 200. Le malade part les signes
pulmonaires sensiblement les mêmes. L'état général est
toujours resté excellent.

ORSERVATIONS LXVIII. (Dr Dumarest.)

*Forme pleurogène des sommets, bilatérale. — Ethy-
lisme. — Syphilis secondaire. — Embonpoint. —
Augmentation de 8 kilog. en trois mois.*

Ch..., François, sculpteur sur bois, entré le 5 mars 1901,
sorti le 16 juin 1901.

Constitution assez vigoureuse. A la suite d'une longue
période d'excès alcooliques, le malade commence à maigrir
et à perdre ses forces en même temps que la toux et l'expectoration apparaissent. Il passe l'hiver à la campagne où il
augmente de poids.

Depuis, séjours répétés à Orange et à Nice, avec alternatives d'amaigrissement suivis de reprises rapides du poids.

A l'entrée : bon état général, pas d'amaigrissement.
Petits signes de l'alcoolisme. Appétit et digestions bons.

Submatité au sommet gauche, où on a de l'obscurité avec
expiration soufflante ; à l'inspiration, nombreux froissements
et râles très fins superficiels. En avant : râles sous-crépitants fins inspiratoires.

A droite : rudesse, râles fins au commencement de l'inspiration, quelques froissements pleuraux.

Le 13 juin. — L'état général est resté excellent pendant
toute la durée du séjour, poids : 78 kilog. 500, la toux et
l'expectoration sont très réduites.

A gauche : les signes n'ont pas varié comme étendue ;
toujours froissements pleuraux superficiels, râles rares, pas
de bruits bronchiques.

A droite : dans la fosse sus-épineuse, foyer inspiratoire
de râles mélangés de frottements.

OBSERVATION LXIX. (D' Dumarest.)

*Forme pleurogène généralisée à gauche, limitée à droite.
— Embonpoint. — Grosses variations antérieures du
poids.*

Gr..., Prosper, 25 ans, cultivateur. Entré le 16 septembre 1901.

Pas d'antécédents héréditaires. Personnellement constitution vigoureuse. Poids normal de 82 kilog. pour une
taille de 1 m. 77. De février à mai 1901, le malade eut un
travail moins pénible qu'à l'ordinaire et arrive à peser
92 kilog. à la fin de mai. A ce moment, sans signes prémoni-

toires, hémoptysies répétées pendant quinze jours, trois semaines de diète, perte de 20 kilog. en un mois. A partir de juillet, appétit excellent, bonnes digestions ; il reprend 3 kilog., ce qui le ramène à :

A l'entrée : 75 kilog.; état général satisfaisant, appétit et digestion bons, ni diarrhée, ni constipation.

A droite : dans la fosse sus-épineuse respiration obscure en dehors, soufflante en dedans. En dedans, petit foyer de râles fins, rendus plus apparents par la toux, quelques craquements à la partie externe; dans la fosse sous-épineuse, froissements et râles fins superficiels aux deux temps ; vibrations pas sensiblement accrues. Sonorité normale en avant, diminuée légèrement en arrière.

A gauche : obscurité dans la fosse sus-épineuse. Nombreux râles fins inspiratoires superficiels dans toute la région. Dans la fosse sous-épineuse, râles et froissements superficiels moins nombreux qu'au sommet.

Vibrations normales.

Submatité dans toute la hauteur.

OBSERVATION LXX. (Dr Dumarest.)

Infiltration pleurale à tendance fibreuse du sommet gauche. — Pas d'amaigrissement antérieur. — Augmentation de poids de 10 kilog. en quatre mois.

B..., Jean, 23 ans, tapissier. Entré le 28 mai 1901, sorti le 19 septembre 1901.

Pas d'antécédents héréditaires. Au cours du service militaire apparition de la toux et de l'expectoration. Il ne semble pas y avoir eu d'amaigrissement.

A l'entrée : état général assez bon; poids : 65 kilog. 700. Appétit médiocre. Digestions bonnes. Tendances à la constipation.

A droite : quelques froissements isolés dans la fosse sus-épineuse.

A gauche : submatité dans les fosses sus et sous-épineuses. Respiration légèrement obscure dans la fosse sus-épineuse. Quelques frottements disséminés superficiels. Pas de râles proprement dits. En avant : obscurité et rudesse. Vibrations plutôt diminuées.

Le 12 juillet : 71 kilog. 775. — Etat général excellent.

Le 19 septembre : 75 kilog. 350. — L'état général continue à être excellent. Toujours quelques frottements.

OBSERVATION LXXI. (Dr Dumarest.)

Forme pleurogène bilatérale des sommets, plus avancée à gauche. — Après perte de 10 kilog., reprise des mêmes en trois mois et retour au poids normal, stationnaire depuis.

Mar..., Marcelin, 24 ans, électricien. — Entré : le 7 septembre 1901.

Pas d'antécédents héréditaires. Personnellement, fièvre typhoïde à 11 ans ; service de quinze mois dans les équipages de la flotte, où il fut réformé pour tuberculose. Poids normal : 67 kilog. Il constate 58 kilog. à l'hôpital militaire, en avril. A ce moment, depuis trois mois, laryngite avec extinction de voix. Début de la toux. Cependant pas de perte de l'appétit et le malade qui avait toujours été gros mangeur, se plaignait de n'avoir pas assez.

Réformé en mai 1900, il rentre dans sa famille à la campagne où, de juin à septembre, il prend 10 kilog. et retrouve son poids normal. Pendant cette période, aucun trouble digestif.

Hiver de 1900 à 1901 à Alger. — En avril 1901, rechute ; en mai et juin diarrhée (nourriture de restaurant défectueuse et irrégulière, mastication insuffisante) par alternatives de huit jours ; elle n'aurait pas provoqué un amaigrissement de plus de 1 ou 2 kilog.

A l'entrée : 67 kilog. 075. Bon état général, pas d'amaigrissement. Fonctions digestives normales toux et expectoration modérées.

A gauche : submatité dans les deux tiers supérieurs. Obscurité et frottements aux deux temps dans la fosse sus-épineuse. Craquements variables. Dans la fosse sous-épineuse, frottements mélangés de râles très superficiels et fins à timbre sec. En avant : râles secs superficiels.

Le 18 septembre : 66 kilog. 200. — État général : appétit et digestions bons.

VALEUR PRONOSTIQUE DE L'AUGMENTATION DE POIDS.

Mais quelle est la valeur de l'augmentation de poids ainsi obtenue? Autrement dit y a-t-il toujours parallélisme entre l'amélioration de l'état général et celle de l'état pulmonaire. Ici il semble que les idées classiques en cours à ce sujet ne paraissent pas correspondre exactement à la réalité:

Germain Sée dit quelque part : « Si le malade reprend des forces et de l'embonpoint soyez sûr que la maladie ne fait plus de progrès. »

Et Jaccoud : « En toute condition le premier indice d'une évolution temporairement ou définitivement favorable est la cessation de l'amaigrissement et l'augmentation de poids du malade. »

Grancher de son côté parlant du pronostic de la phtisie dit : « Si au contraire le malade reprend des forces et de l'embonpoint, on peut être sûr que le mal ne fait plus de progrès. »

Cela est exagéré : des phtisiques engraissent malgré l'évolution progressive de leurs lésions pulmonaires.

Au premier rang de ceux-ci se placent les phtisiques gras ainsi que les a appelés le professeur Lemoine de Lille. Il s'agit ici d'arthritiques pour la plupart chez lesquels : « presque toujours l'hygiène et le traitement amènent une augmentation de poids notable en assez peu de temps sans amélioration sensible des lésions locales. Il est de ces malades dont le poids augmente à mesure que la phtisie progresse et que la mort surprend alors qu'ils ont subi un véritable engraissement. » En voici entre autres deux exemples :

OBSERVATION LXXII. (Prof. Lemoine.)

M⁰ˢ X..., 30 ans.

Hérédité et tempérament arthritique. Pèse, 68 kilog. — Tousse un peu depuis six mois. Pas d'hémoptysie. Un peu de fièvre le soir. A l'auscultation on trouve une caverne assez étendue sous la clavicule droite avec souffle, retentissement vocal exagéré et pectoriloquie ; cette caverne est presque sèche et n'offre pas de gargouillement. Autour d'elle il y a de l'obscurité respiratoire, quelques râles sous-crépitants ; le reste du poumon paraît sain. Sous l'influence du traitement augmentation de 9 kilog. en deux mois et cessation de la toux et de l'expectoration. Elle continue à se soigner et 5 ans après elle arrive au poids de 78 kilog. Malgré tout les lésions ont progressé : la caverne droite s'est agrandie ; il y a de l'induration au sommet gauche et des craquements sur la ligne axillaire. Et cependant la santé générale reste parfaite en apparence.

OBSERVATION LXXIII. (Prof. Lemoine.)

Mᵐᵉ X..., 28 ans.

Pesait 58 kilog. en 1896 lorsqu'on la vit pour la première fois. Resta stationnaire pendant un an au point de vue du poids en même temps qu'elle présentait des hémoptysies et des poussées congestives graves. En janvier 1897, soit un an après, une vaste caverne s'était formée dans le poumon gauche et depuis lors sa tuberculose affecta une marche torpide. Mais malgré l'étendue et la gravité de ces lésions l'augmentation de poids se fit graduellement et le 12 juillet 1899, soit deux ans et demi après, son poids avait presque doublé : soit 104 kilog.

Nous trouvons, d'autre part, dans la *Gazette des hôpitaux* de 1897, sous la plume de M. Queyrat, deux autres observations typiques :

OBSERVATION LXXIV.

M. H..., 65 ans. — A eu à 20 ans une bronchite sérieuse qui a duré 16 mois et qui a nécessité une longue convalescence à la campagne. A 29 ans, nouvelle bronchite au cours de laquelle le malade est pris d'hémoptysies très abondantes. Depuis il ne passe guère d'hiver sans avoir, comme il dit, un gros rhume et souvent des crachements de sang ; mais sa santé générale s'est progressivement améliorée et après plusieurs saisons à Salon il a engraissé beaucoup. Il pèse actuellement 110 kilog. (taille : 1ᵐ74) et mesure comme tour de ceinture 1ᵐ20. C'est un obèse.

Lorsqu'on l'ausculte on trouve en arrière au sommet droit une expiration très prolongée et soufflante à laquelle vient s'ajouter pendant les périodes de « rhumes » une zône de râles sous-crépitants à bulles fines et moyennes. La sonorité est très diminuée, les vibrations sont exagérées. Jamais de fièvre. Les crachats contiennent des bacilles de Koch à peu près dans les mêmes proportions depuis 3 ans. Malgré cela, la santé de M. H... se maintient très bonne et il continue à engraisser : il pesait 108 kilog. en 1896, il en pèse cette année 110.

OBSERVATION LXXV.

Mme V..., 25 ans.

Mariée depuis 4 ans ; pas de grossesse. A 21 ans bronchite qui dura trois mois et dont elle ne s'est jamais remise, toussant et crachant tous les hivers : hémoptysie abondante en octobre 1895 ; nombreux bacilles dans les crachats. L'auscultation révèle dans la fosse sus-épineuse droite l'existence d'une expiration prolongée et soufflante ; en avant, dans la région sous-claviculaire, l'inspiration est rude et basse. Les vibrations sont augmentées ; la sonorité est diminuée ; jamais il n'y a eu de râles. La malade est d'un embonpoint qui confine à l'obésité. Ayant seulement 1^m54 de taille, elle pesait en 1892 : 54 kilog ; en 1895 : 55 kilog. ; en avril 1896 : 58 kilog. ; en septembre 1897 : 59 kilog.

Et M. Queyrat ajoute : « Et il ne s'agit pas là d'une hyperadipose consécutive à la guérison de lésions tuberculeuses, mais d'une hyperadipose évoluant parallèlement à des lésions tuberculeuse en pleine activité, à des lésions qui s'accompagnent de rejet de bacilles ». D'ailleurs, fait-il remarquer, ces faits ne sont pas rares dans la pathologie animale et M. Nocard en a rapporté des exemples saisissants (bœuf gras tuberculeux). De même lorsqu'on inocule des séries de cobayes avec des cultures de tuberculose humaine, il arrive parfois que certains des animaux, après avoir maigri pendant quelque temps se mettent à engraisser et cela dans des proportions considérables. Ils meurent lorsque les tubercules ont pullulé dans leurs poumons, mais ils meurent le tissu cellulaire et le mésentère complètement infiltré de graisse ».

Voici enfin deux observations inédites.

OBSERVATION LXXVII. (D' Mouisset. Clientèle privée.)

M. X..., 28 ans. — Depuis plusieurs années état général bon, le poids se maintenait à 63 kilog. Début de la toux en novembre 1899, en même temps l'amaigrissement est apparu : en avril 1900 : 58 kilog. A ce moment on prescrit le traitement hygiénique. En janvier 1901 le malade pèse 64 kilog. ; il a par conséquent repris 6 kilog. et atteint le plus fort poids qu'il ait jamais eu. Au mois de juin 1901 le poids est le même, l'expectoration est moins abondante.

Il y a un an on avait noté du ramollissement au sommet droit et un peu de bronchite à la partie moyenne.

Actuellement on constate des signes d'induration dans plus de la moitié du poumon droit. Au niveau de la partie moyenne, où l'on avait signalé de simples râles de bronchite on entend des râles humides, à grosses bulles, à timbre éclatant. En résumé, la lésion paraît présenter un arrêt d'évolution avec transformation fibreuse. Mais il est évident que pendant la deuxième moitié de l'année 1900 la caséification s'est étendue, bien que dans la période correspondante du traitement le poids du malade ait augmenté.

OBSERVATION LXXVII. (D' Mouisset, clientèle privée.)

Gros amaigrissement antérieur attribuable à des troubles digestifs étrangers à la tuberculose (alcoolisme). — Amélioration de l'état général en désaccord avec l'état local.

M. K..., 30 ans. Pas d'antécédents héréditaires. Pas d'affection antérieure, ne s'est jamais alité un seul jour. Voyageur de commerce ; écarts de régime. Excès alcooliques ;

pituite ; inappétence ; gastrite alcoolique ; amaigrissement de 20 kilog. environ dans l'espace de 18 mois, pendant les années 1899-1900.

En novembre 1900 le malade, préoccupé par l'altération de son état général, se fait examiner, pour la première fois, par un médecin. L'auscultation révèle quelques râles au sommet du poumon droit. Le malade va passer l'hiver dans le midi. Peu à peu, sous l'influence d'une hygiène meilleure, les troubles gastriques diminuent, l'appétit revient, le malade fait de la suralimentation. L'entourage affirme qu'en dehors des repas communs pris en famille, le malade prenait chaque jour en supplément : 1 kilog. de viande, 800 grammes de viande crue, 8 œufs, 2 litres de bouillon ou potages. Pendant les 4 mois passés, dans le midi une augmentation de poids de 12 kilog. Malgré cela, le médecin traitant signale l'extension des signes stéthoscopiques, qui existent actuellement aux deux sommets. En juin 1901, hémoptysies abondantes avec fièvre et extention des signes stéthoscopiques. Départ en Suisse en juillet 1901 ; au mois d'août amélioration progressive, il a repris plus de 1 kilog. Le 24 septembre il a pris 3 kilog., et près 70 kilog. Le maximum, l'année précédente dans le midi, a été 71 kilog. Excellent état général ; les signes stéthoscopiques persistent : début au sommet droit, où les lésions sont limitées, puis envahissement du sommet gauche. De ce côté, les lésions sont plus étendues, mais depuis le commencement du traitement les râles sont moins nombreux et moins humides. Malgré cela, en raison de l'excellente apparence de santé, on ne peut pas dire qu'il y ait parallélisme entre l'amélioration de l'état local et celle de l'état général.

Il ne faut donc pas exagérer la valeur de l'augmentation de poids comme on a tendance de le faire et lui prêter systématiquement une importance qui est réelle, mais qui, à elle seule, ne peut pas suffire pour assurer un pronostic certain.

Toutefois, si la possibilité d'une augmentation de

poids accompagnant une aggravation des lésions locales est bien prouvée, il n'en est pas moins vrai qu'elle est dans la grande majorité des cas, un signe de pronostic favorable et que si l'on voit parfois l'état pulmonaire s'améliorer alors que le poids reste stationnaire (voir les observations XVI, XVII, XXIV, XXVII, XLI, XLVIII), on ne le voit jamais alors que le malade maigrit.

Mais le parallélisme existe rarement et il faut tenir compte du retard offert par l'amélioration des lésions anatomiques sur celle de l'état général. Celle-ci précède toujours celle-là quand elle doit se produire et nous ne saurons mieux conclure qu'en citant ces paroles qui terminent les leçons cliniques de Grancher, sur le traitement de la tuberculose pulmonaire : « La cure hygiéno-diététique agit lentement et indirectement. Au grand étonnement du malade, les lésions pulmonaires ne rétrocèdent pas immédiatement, il s'en faut ; et déjà depuis longtemps l'embonpoint et le poids normal ont reparu sans que la guérison locale ait fait un pas... Ce n'est que longtemps après le retour des forces que les lésions pulmonaires s'arrêtent d'abord, puis restent stationnaires, et, enfin, rétrocèdent lentement. »

CONCLUSIONS

———

Le plus souvent les tuberculeux maigrissent.

D'autrefois la maladie évolue en permettant un certain embonpoint. Il existe des phtisiques gras.

L'amaigrissement des tuberculeux peut être dû à des causes diverses :

1° Troubles digestifs antérieurs ou concomitants dûs à une cause étrangère à la tuberculose (alcoolisme...).

2° Troubles digestifs se rattachant directement à la tuberculose.

3° Troubles de nutrition d'origine nerveuse : neurasthénie :

    a) primitive ;

    b) secondaire et symptômatique de la tuberculose.

4° Influence des toxines de la tuberculose sans troubles digestifs et sans neurasthénie. Cette cause est la plus rare.

L'augmentation de poids résulte de la suppression des causes précédentes et du traitement hygiéno-diététique.

L'augmentation de poids est un signe presque toujours favorable, mais il convient d'étudier parallèlement la marche des autres symptómes pour établir le pronostic.

INDEX BIBLIOGRAPHIQUE

ADER. — Traitement de la tuberculose. (Thèse, Paris 1900).

AMAT. — Alcoolisme et tuberculose. (Thèse, Paris 1894).

ANGLADE. — Sanatorium de haute altitude à Aubrac (Puy-de-Dôme). (Thèse, Paris 1900).

ARTHAUD (G.). — Etude sur le pronostic de la tuberculose et sur les procédés cliniques servant à l'obtenir. (Congrès de la tuberculose 1893).

AUPINEL. — Sur le processus curatif spontané de la tuberculose. (Thèse, Paris 1895).

AYMARD. — De la curabilité de la tuberculose pulmonaire. (Thèse, Montpellier 1891).

BARTH. — Thérapeutique de la tuberculose. (Bibliothèque Dujardin-Beaumetz 1896).

BEAULAVON. — Traitement de la tuberculose pulmonaire dans les sanatoria. (Thèse, Paris 1896).

BAUQUEL. — Tuberculose pulmonaire et alcool. (Thèse, Nancy 1887).

BIANTE. — Etat mental des phtisiques. (Thèse, Paris 1878).

CALBA. — Troubles nerveux chez les tuberculeux pulmonaires. (Thèse, Lyon 1894).

CHESNAY. — Traitement hygiénique de la tuberculose pulmonaire à l'air libre et au repos. (Thèse, Paris 1891).

COSSET. — Considérations sur le poids des tuberculeux en voie de guérison. (Thèse, Paris 1901).

DAREMBERG. — Du traitement hygiénique de la tuberculose. (Bulletin de Thérapeutique 1890).

Deboye. — Leçons sur la phtisie. (Semaine médicale 1883).

Dejean de la Batie. — La phtisie des alcooliques. (Thèse, Paris 1891). •

Denis. — Tuberculose pulmonaire à bacilles atténués. (Thèse, Lyon 1894).

Deschamps. — Traitement de la tuberculose pulmonaire par les climats d'altitude. (Thèse, Bordeaux 1897).

Desnos. — Dangers de la suralimentation chez les phtisiques. (Bulletin de thérapeutique 1882).

Destrez. — Traitement de la phtisie dans les sanatoria. (Thèse, Paris 1889).

Dettweiller. — Traitement hygiénique de la phtisie. (Traduit de l'allemand in Revue de Médecine 1888).

Dluski et Majewicz. — Les tuberculeux et leur estomac. (Presse médicale 1901).

Dupont. — La tuberculose intestinale et son traitement. (Thèse, Paris 1894).

Exchaquet. — Le traitement de la tuberculose au sanatorium de Leysin. (Revue médicale de la Suisse romande 1899).

Ferrand. — Leçons cliniques sur les formes et le traitement de la phtisie pulmonaire. (Paris 1880).

Gaucher. — Sur la durée de l'incubation de la tuberculose. (Revue de médecine 1887).

Girode. — Contribution à l'étude de l'intestin des tuberculeux. (Thèse, Paris 1888).

Gouraud. — Tuberculose et infections secondaires. (Revue de la tuberculose 1901).

Grancher. — Traitement de la tuberculose par l'alimentation. (Bulletin médical 1895, 1896, 1897, 1898). Maladies de l'appareil respiratoire.

Grancher et Hutinel. — (Dictionnaire encyclopédique des sciences médicales, art. phtisie pulmonaire).

Hayem. — Gastropathies et phtisie pulmonaire. (Communication au Congrès de la tuberculose in Mercredi médical 1893). Traité de médecine. (Brouardel et Girode), art. estomac. Rapports de la gastrite hyperpeptique avec divers états pathologiques. (Bulletin médical 1893).

Hérard, Cornil et Hanot. — De la phtisie 1888.

JACCOUD. — Curabilité et traitement de la phtisie, Paris 1881.

JACOBY. — Phtisie et altitudes. (Thèse, Paris 1888).

KNOPF. — Les sanatoria. Traitement et prophylaxie de la tuberculose pulmonaire. (Thèse, Paris 1895).

KUSS. — Résultats que l'on obtient dans les sanatoria (Bulletin médical 1900).

LAGRANGE. — De l'immobilisation dans la cure d'air. (Revue des maladies de la nutrition 1895).

LANNELONGUE, ACHARD et GAILLARD. — De l'influence de l'alimentation sur l'évolution de la tuberculose. (Bulletin médical 1901).

LEMOINE. — Les phtisiques gras. (Semaine médicale 1900).

LETULLE. — Cure d'aliments à l'hôpital. (Presse médicale 1900).

LYON. — L'estomac chez les tuberculeux. (Gazette des hôpitaux 1892).

MARFAN. — Les troubles gastriques dans la phtisie pulmonaire. (Thèse, Paris 1887). Nouvelles recherches sur les troubles et lésions gastriques dans la phtisie pulmonaire (communication au congrès de la tuberculose 1891).

MARTIN. — Les phtisiques gras. (Thèse, Lille 1900).

MATHIEU. — La dyspepsie des tuberculeux. (Gazette des hôpitaux 1898). Traité des maladies de l'estomac et de l'intestin, Paris 1900.

MELCION. — Traitement de la tuberculose pulmonaire dans les sanatoria d'altitude. (Thèse, Nancy 1899).

MONTALTI. — De l'estomac des tuberculeux. Exploration gastrique. (Thèse, Lyon 1894).

MORIN. — Traitement de la tuberculose pulmonaire par les climats d'altitude. (Revue médicale de la Suisse romande 1890).

MOUSSOUS. — De la mort dans la phtisie. (Thèse d'agrégation 1886).

MUSELIER. — Le traitement de la tuberculose. (Bulletin général de thérapeutique 1896).

PALLE. — L'alimentation des tuberculeux. (Thèse, Paris 1898).

PIERREHUGUES. — Le phtisique parisien à l'hôpital. (Thèse, Paris 1898).

PIERRE. — Des complications non cancéreuses de l'appareil pulmonaire dans le cancer de l'estomac (Thèse, Paris 1890).

PLICQUE. — La suralimentation dans le traitement de la tuberculose. (Journal des praticiens 1897). Régimes alimentaires et tuberculose. (Presse médicale 1895).

POTAIN. — Des accidents gastriques chez les tuberculeux. (Semaine médicale 1893). Des accidents intestinaux chez les tuberculeux. (Semaine médicale 1893).

RÉVILLOD. — Des conditions de curabilité de la tuberculose. (Revue médicale de la Suisse romande 1893).

RICHET. — Etude historique et bibliographique sur l'emploi de la viande crue dans le traitement de la tuberculose. (Semaine médicale 1900).

RISPAL. — Contribution à l'étude des troubles gastriques dans la phtisie pulmonaire chronique. (Thèse, Lyon 1894).

ROBIN. — Recherches sur l'état de la nutrition dans la tuberculose pulmonaire chronique.

SARDA et VIRES. — Trèves et guérison de la tuberculose pulmonaire chez les arthritiques. (Revue de la tuberculose 1894).

SÉE (Germain). — De la phtisie bacillaire, Paris 1884).

SIMERAY. — Conséquenses du développement de l'arthritisme au cours de la phtisie pulmonaire. (Thèse, Lyon 1894).

STRAUSS. — La tuberculose et son bacille.

TABURET. — Valeur séméiotique de l'hémoptysie de début. (Thèse, Paris 1894).

TEUTSCH. — Tuberculose pulmonaire. (Thèse, Paris 1898).

THORAIN. — Alcool et tuberculose pulmonaire. (Thèse, Paris 1894).

VERNEUIL. — Etudes expérimentales et cliniques sur la tuberculose. (Paris 1887).

WOLF (Immermann). — Les modifications du poids dans la tuberculose pulmonaire en voie de guérison. (Presse médicale 1898).

TABLE DES MATIÈRES

www.ingramcontent.com/pod-product-compliance
Ingram Content Group UK Ltd.
Pitfield, Milton Keynes, MK11 3LW, UK
UKHW020912120726
13693UKWH00003B/1002

9 782016 201015